JN029219

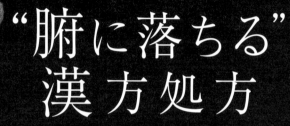

"腑に落ちる"漢方処方

悩ましいケースで学ぶ 漢方薬の選び方と使い方

[著] 田中 耕一郎

南江堂

序　文

　　表題の"腑に落ちる"とは，「反芻して自分のものとする」という意味を込めている．漢方は，実臨床を通じて原則をじっくりと練り込めば，生涯深めながら使い続けることができる．そのためには閉じても消えることのない媒体が必要である．

　　私が漢方を専門とするなかで感じているのは，「**ロジックは人文科学的であるが，一定のソフトを入れれば運用できる**」ということと，「**漢方を通じ，患者を観る洞察力がより深まり，臨床を味わい深いものにしてくれる**」ということである．

　　現在，中国，韓国では，"漢方医"と"西洋医"という異なった2つの医師免許があり，漢方の病院と西洋の病院とは別々に設立され，独自に医療が行われている．一方，日本では現代医学を主とし，免許は1つに統一されている．そして，卒後の研鑽を通じて，一人の医師が両方を駆使することが可能となっている．これは日本独自の特色であり，現代医学に漢方という他の選択肢を織り込むという点で，世界的にみれば理想の環境にある．

　　江戸時代の国学者，本居宣長は，中国の陰陽五行を空理空論と一刀両断し，思弁性を排除した日本的思惟，感性を提唱した．この傾向は漢方の中国と日本の現状にも当てはまる．現在の中国では厳密な理論構築によって思考が硬直化しがちで，日本では理論の簡素化により病態生理の考察が簡略化されがちである．臨床力を深めるためには，どちらの思惟的特徴も貴重である．本書では，敢えて理論的基盤を重視し，インド，中国を通じて展開されてきた東洋の叡智を広く深く学ぶことで，日本的な東洋医学の創造深化につながることを意図している．

　　本書では，**総論，各論の相互には参照ページを多数盛り込み，総論，各論のどちらから読んでもよい構成**となっている．

　　各論にあたる模擬症例では，以下の点に留意した．

①できるだけわかりやすく，かつ体系の奥行きを感じ，以後の研鑽に生かせる内容にした．

②**専門的な用語解説や発展編をコラム**とし，**症例はできるだけ簡潔**に記載した．

③総合病院での紹介を受ける形式にして，漢方治療により**差別化**ができる分野に焦点を当てた．

　また，多忙な毎日の中，人を観る感性を研ぎ澄ましつつ，時には緩める工夫として手に取って美しいイラストも随所に設けた．

　本書が，漢方初学者のみならず，ベテランの読者諸兄姉にとって漢方研鑽の一助になれば幸いである．

2022 年 11 月

田中耕一郎

目 次

（ Ⅰ ）

序　論

「東洋医学に対する"アレルギー"は取り除けるか？」
「人体を生かし，命足らしめているものは何か？」

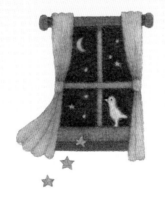

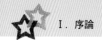
現代医学・東洋医学のバイリンガル

英語は英語のまま理解することで，相手の話の意味や意図をより正確に理解することができる．同様に，東洋医学は東洋医学として学んだ方が全体像を知ることができ，より深く学ぶことができる．それは現代医学と東洋医学とは体系が異なり，翻訳しきれない独特のニュアンスがあるためである．

一方で，日本では東洋医学の理論があまり浸透しきらなかった．中国に比べ，日本では陰陽などの二元論が日常生活に十分に浸透しなかった．そのため，東洋医学を「中国から伝わってきた医学」と捉え，中立に学び，一歩引いた視点で議論を展開する余地があった（その中で伝統的な理論体系を批判したり，否定したりするグループも出てきた）．

私自身は，現代医学の理論を根底にもちながら，東洋医学を尊重し，できる限りその理論を咀嚼してきた．その中で特に大切に感じていることは，東洋医学的な診療の精度を上げるためには，東洋医学的な理論の OS（operating system）を起動させる必要があるということである．臨床現場で現代医学の OS と東洋医学の OS を同時に起動させる．これは，日本語と英語で同時に思考することと似ている．

東洋医学では，身体・精神の状態についてそれぞれの症状から全体像を把握へと進む．一方，現代医学では身体・精神の個々の状態を分析し，細分化していく．両者は思考の方向性がまるで違うため，患者への説明が難しいことがままある．そこで私は，日常臨床では「東洋医学では…」，「現代医学では…」と枕詞をつけて，それぞれ分けて説明するように心がけている．

東洋医学を「中立に」学ぶ

「東洋医学は難しい」と感じている場合，その理由の多くは前述のとおり現代医学と理論（医学体系）が全く異なるためであろう．現代医学を学んできた医療従事者にとって，東洋医学の医学体系はなじみが薄いばかりか，異質と感じたとしても無理もない．

ある理屈を信じすぎてしまうと，その考え方は自分自身の理屈となってし

まい，それに反する意見が耳障りにさえ感じることがある．東洋医学を深く信じている患者が「東洋医学だけでがんを治してほしい」と言ってきたならばどうであろうか．「それはいい考えですね」とは倫理的にも心理的にも言い難いであろう．しかし，東洋医学を信奉し現代医学を何らかの理由で否定している患者のマインドを変えることの困難さは容易に想像できよう．

　東洋医学を信じすぎることもまた阻害因子となる．現代医学と東洋医学の両者をバランスよく使いこなすのが理想的である．本書ではこの観点で，東洋医学を「中立に」学ぶというスタイルを提示できればと考えている．

東洋医学の概念〜"気"の解釈〜

　東洋医学では，"気"という形而上の概念を扱う．"気"の動きや凝集度によって身体活動，精神活動を説明しようというものである．物理学でいう量子のようなものと考えるとイメージしやすいかもしれない．熱・運動エネルギーを有し，凝集度によって気体・液体・固体のいずれの状態も取り得る．

　身体には，気体（呼気，吸気，酸素など），液体（体液），固体（肉体，なかでも最も硬化した骨，歯など）のいずれの状態も存在している．一方，精神活動とは"気"が流動性をもちながらふんわりと存在し，変化し続けているという考え方である．怒りを感じたときには，"気"は頭に向かって上昇し（頭にくる），驚けば"気"は各方向に乱れ（気持ちが動揺する），恐れれば"気"は下降する（腰が抜ける），思い悩めば，"気"はしこりとなる（気持ちが痞える）．このように，種々の感情は日常の言葉の中でも"気"の動きとして表現されている．たとえば，うつという状態を挙げてみる．「元気がない」「声が小さい」「動きが緩慢」などの症状があれば，気虚という気の量的減少が考えられる．「言葉数は少ないが悶々としている」「過去の記憶に悩まされている」であれば，気の鬱滞（気滞）による感情の処理機能不全と考える．

　患者が自分自身の身体症状が精神的な原因である可能性を認めたくないと訴える場合が多くみられる．臨床の場面で身体症状を呈しているのに，精神科の患者としてみられることに一定の抵抗があるのは事実である．しかし，

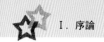

東洋医学では，どのような症状にも精神的な要素と身体的な要素が絡み合っていると考える．東洋医学では患者がどのような状態であろうと，気がどのように動いているかどうかを淡々と観察するという，意外に人間を冷めた目で観る一面をもっている．

　伝統医学の多くは宗教性と結びついている場合があるが，東洋医学は1500年以上の歴史を有すにもかかわらず比較的宗教的要素が少なく，理性的に形成されてきたように思われる．

ナラティブな東洋医学

　全人的医療を実践するうえで，「問題解決モード」と「物語モード」という2つの視点がある．東洋医学では，この2つの視点が混在しており，「物語モード」が「問題解決モード」でもある．つまり，「物語モード」も診療につながる部分を多く含んでいるのが特徴である．診療スタイルそのものがナラティブである．**患者自身を理解すればするほど，良い処方が出せる**というように，東洋医学では人間理解と診療の精度が密接に関係している．

　現代医学の検査では，患者が主観的に感じる訴えを拾い上げにくいことがある．例えば，「冷え」による不調である．冷えによる身体の不調，また以前より冷えやすくなったという変化は，東洋医学では「心身の熱量の低下」を捉えるための重要な所見である．心身の熱量の低下では，精神的には意欲の低下やうつ症状，身体的にはエイジングに類した機能低下を生じる症候の有無を確認することになる．

　後の章でも「物語モード」が「問題解決モード」になり得る具体例を用いて紹介している（☞p31 参照）．

AIと東洋医学

　医学は工学と結びつくことにより様々な画像診断技術の進歩や，遺伝子情報に基づく診療情報の提供などができるようになってきた．今後も工学的な個別医療はより発展していくであろう．

人工知能（artificial intelligence，AI）がモデルとしているニューラルネットワークという考え方は，脳内の神経細胞とそのシナプスのつながりの網を数式化して表現したもので，自動車の自動運転などの分野でも実用化されている．人間の精神活動・身体活動が脳内のニューロン活動の総体として捉えられるものだとすれば，無数の重みづけが関与する多層構造であるにせよ，数値化されたデータに変換し得るということになる．アルゴリズム化された情報は機械学習されやすい．

　一方，東洋医学は，五感からの情報を基に東洋医学的なフィルターを通すという過程を通じて診断している．そして，その五感を磨くことが，診断能力を高める根幹ともなっているため，アルゴリズム化・数値化しにくい特徴を持っている．

　ただ，東洋医学は AI からかけ離れたアナログ世界のようにもみえるが，そうともいえない面もある．東洋医学の基盤となる哲学では二元論を用い，すべての事象は陰陽のいずれかの要素の集積によってできていると考えられている．「陰か陽か」を「0 か 1 か」に置き換えれば，デジタル情報との共通点が浮かびあがってくる．二元論の組み合わせの総体として捉える世界観・人体観という点からみると，両者には共通点がある．

　両者の大きな違いとしては，東洋哲学（特にインド）には“身体は乗り物に過ぎない”という思想があり，生命としての実体は身体とは別に存在していると考えている．このように**精神活動をより階層構造を用いて重層的に設定**している点を踏まえると，東洋医学をニューラルネットワークに応用できるのは部分的であるといえる．

東洋医学の理論を導入した現代医学の研究

　“気”は非物質的な概念であり，科学的検証が困難な領域である．しかし，物質と非物質には明確な境界線は引きにくく，両者の定義の距離は縮まっているように思える．“気”という概念が生まれた当時に比べて，現在では検査機器の発達により微細な構造まで観察することができるようになった．一方で，発現して短時間で消えてしまう微量な物質はいわば“気”のように淡い

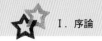

存在であり，"非物質的"といえるかもしれない．

　ここでは，東洋医学・現代医学の進歩により，双方の理論を導入することで可能となった現代医学の研究デザインをいくつか挙げてみる．

1）"水滞"という病態

　水滞(すいたい)という東洋医学的な浮腫に用いる漢方処方は複数存在するが，その作用機序はほとんど明らかになっていない．水滞に対し，「電解質を動かさずに水移動を可能にする」系統の処方がある．その代表が五苓散(ごれいさん)という処方である．「電解質を動かさずに水移動を可能にする」という現象をアクアポリンと結び付けられないか，と発案したのがこの分野の発展のきっかけとなった．

　五苓散は，腎臓のアクアポリン以外に，特に脳内のアクアポリン4を阻害することが報告され，脳浮腫に使えるのではないかと考えられるようになった．また画像診断の進歩により，"脳内の水滞"という病態が目にみえるものとなった．五苓散は，脳梗塞後の梗塞巣周囲の浮腫にも電解質を動かすことなく，安全に用いることができる．また，慢性硬膜下血腫の硬膜にアクアポリン4が異常発現していることが明らかとなり，慢性硬膜下血腫の治療として脳神経外科で最も知られる処方となっている．血腫は東洋医学的には瘀血(おけつ)という概念に近いため，水滞と瘀血という"病的体液"の関連性も今後明らかとなるかもしれない．

　「電解質を動かして水移動を可能にする」には，現代医学の多くの利尿薬がそれに該当するが，東洋医学ではグリチルリチンを含む甘草(かんぞう)という生薬がそれに当たる．こちらは逆に"水滞"を生み出す．点滴のない時代，脱水の補正は非常に困難であった．甘草はNa^+吸収，K^+排泄を促進するために，脱水に対する補液の代替として大変有用な生薬であった．今ではその役目を一部終え，偽アルドステロン症という副作用として知られるようになった．

2）"脾気虚"，「胃腸が弱い」という病態

　東洋医学では，「胃腸が弱い」という病態を脾気虚(ひききょ)と呼んでいる．東洋医学の脾は，現代医学の脾臓というよりは，消化運動の調整としての「機能」を意味している．「胃腸が弱い」は，食欲不振，倦怠感などの自覚症状と，食後

の腹部膨満に至る消化管運動低下を意味している．この病態によく用いられてきたのが六君子湯という処方である．「食欲を増進」し，かつ「消化管運動を促進」するという特徴は，グレリンという食欲を促進させるペプチドホルモンと紐づけられるようになった．食後の腹部膨満は，食後に食物の流入に見合う胃底部の拡張（適応性弛緩）が見られないことによる症状であり，六君子湯はそれを改善することが明らかとなった．

また，"脾虚"傾向の者はくよくよ思い悩む傾向が多いと考えられてきた．六君子湯は消化器疾患の中でも，ストレス要因が関係する消化管愁訴に対してよく用いられ，よい適応となっている．

3）"脾陽虚"，「お腹が冷える」という病態

「お腹が冷えて腹部が膨満する」という病態を，東洋医学では"脾陽虚"（消化器の"熱量低下"による消化管運動停滞）と捉えている．温度感受性受容体であるTRPチャネルが発見されるようになり，「お腹が冷えて腹部が膨満する」病態は，「お腹を温めて消化管運動を促進する」大建中湯と紐づけられるようになった．大建中湯の成分である乾姜，蜀椒がTRPV1チャネルによって"熱い"と感受され，腸管の微小循環が改善するといった機序である．「お腹が冷えて腹部が膨満する」病態は，全身麻酔下の開腹手術後に関連づけられ，大建中湯は術後の腸閉塞の予防に用いられるようになった．

⋮ 東洋医学にもある未開の領域

漢方処方の個々の生薬の主要成分についてはある程度明らかになっているが，それがどの受容体に作用するのかなど，作用機序はほとんど分かっていない．それらを明らかにするアプローチは，アクアポリン，グレリン，TRPチャネルのように現代医学の新たな科学的知見によるところも大きく，科学的検証では未開拓の分野である．

歴史上，急性の発熱性疾患が蔓延し，対策が取られるなかで，後漢の「傷寒論」という感染症マニュアルに始まり，金元時代の補中益気湯という基礎体力低下による感染への脆弱性に対する処方，清代の「温病」という熱帯・

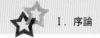
亜熱帯地域での感染症マニュアルなどが生み出されてきたのも東洋医学の発展の1つの形である．感染症の分野では，1500年以上にわたり耐性が生じておらず，現在でもウイルス感染症を主体に有用な処方が存在する．

　不完全な点はあるにしても，2000年前に考えられたアプローチが現在でも一定の効果を発揮し得ること，現代医学とは異なる人体観により，日々の臨床で柔軟に活用されていることから，先人の蓄積から学ぶべきことは多い．

　現代医学が工学と密接に関係しているのに対して，東洋医学では哲学，人類学，地学（気象），物理学と関係が深い．東洋医学の学問的背景は非常に多岐にわたり，学び甲斐がある．本書を通じてその一端に触れていただければ幸いである．

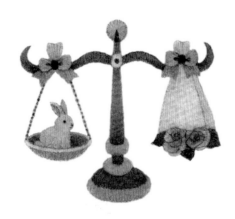

(Ⅱ)

総　論

～ 東洋医学の基本を学ぶ「やさしい教科書」～
「東洋医学の病態生理を俯瞰すると何が観えるか？」
「心と身体を一元的に捉える体系とは？」

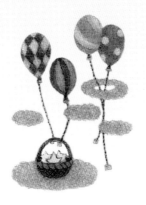

はじめに
伝統医学は人体や命をどのようにみていたか

① 伝統的な医学書はなぜ難しいのか？

1)「書き言葉」で書かれていない〜詩を読むような感性で〜

　伝統医学は各民族に存在している．ただ多くの民族医学は口承で伝えられており，その発祥の痕跡を辿ることが難しい．

　一方，文字は後世に伝えるための重要な要素である．かつて歌・詩の口ずさみとして伝えられたものを文字化するようになり，続いて「話し言葉」の口述，そして「書き言葉」へと移っていく．口ずさむ歌・詩は感情に働きかけ，物事と一体化する方向性（発散）に適し，書き言葉は抽象化，客観化に優れ，思考（収斂）に向いている．

　中国において文字として使用できる漢字ができあがったのは紀元前1300年頃，新たな漢字が作られ，最古の漢字字典『説文解字』（せつもんかいじ）がつくられたのが紀元後100年頃である．

　東洋医学の医学理論書である『黄帝内経』（こうていだいけい：紀元前200〜紀元後200年とされている）は対話形式であり，文字で記されていても現代の「書き言葉」の感性だけでは読み込むことが難しい．注釈書の存在は助けにはなるが，詩を読むように当時の感性でイメージを受け止めるような読み方が必要である．また，この種の学びは自分の中に問いがあってはじめて答えがあるという，学ぶ側が自分の中に概念として落とし込もうという姿勢があってこそ成立する．あえて文字化して何かを残そうとした先人の思いに触れるのもよいかもしれない．

🎓 さらに学びたい方のために

岡本裕一郎：哲学と人類，文芸春秋，2021
広井良典：「仏教・儒教・旧約思想」が同時期に生まれた理由
<https://toyokeizai.net/articles/-/325711>［最終確認：2022年11月1日］

2) 漢字は「半分外国語」〜一つ一つの漢字のもつ語感を深める〜

　漢字は難しい．漢字は日本語を表現する文字の1つではあるが，日本語では漢字本来のニュアンスを十分に使いこなせておらず，それこそ「半分外国語」と考えた方がよい．つまり，東洋医学の用語はたとえ漢字で表現されていても，意図する内容は「中国語」なのである．中国語は，アルファベットのように音を文字として再現するのではなく，漢字一文字一文字が多様なイメージ・意味をもつため，ことばで表現しきれない感覚的な表現により適している．東洋医学の診断が四文字で形成されているのは，ちょうど四文字で漢詩を作っているようなものである．そのため，一つ一つの漢字のもつ語感を深めることは，東洋医学への感度を高め理解に役立つ．これは英語を学ぶ際に，類似した単語の微妙なニュアンスを使い分けられることが上達につながるのと似ている．

　東洋医学の学びを通じて，異なる言語体系のインストールが促され，脳の感性が豊かになるのである．

② "気" を理解するための四大元素説という基本ソフト

　「万物の根源は何からできているのか？」の問いに対する自然観は，文化を越えて共通点が多い．北半球における伝統医学は，概ねその自然観になぞらえて形成されているため，類似のハードディスク（四大元素説）を使っている．東洋医学は直接的には四大元素説を採用していないが，"気" を理解するには，この四大元素説が助けになる．

　ギリシアの哲学者は「万物の根源」に対し思索に思索を重ねた．タレスは水，ヘラクレイトスは火，アナクシメネスは空気，クセノパヌスは土，エンペドクレスはそれらを統合して土，空気，火，水の四つが万物の根源と考えた．ヘラクレイトスが，「万物は流転する」という言葉を残しているように，土，空気，火，水は存在状態の違いで，相互に流転し得る．空気は気体，水は液体，土は固体であり，その状態を変化させるのが火という**熱エネルギー**である．

　アリストテレスは，エンペドクレスの学説に，「熱・冷」，「湿・乾」という

対立する性質を結びつけ，火は（熱・乾），空気は（熱・湿），水は（冷・湿），土は（冷・乾）とした．

　この学説は四大元素説とされ，当時のギリシアでは，世の中のあらゆる事象の在り方を考える「基本ソフト」として用いられ，さらに四体液説とも関連づけられ，医学・薬学の分野では，生命活動の諸原理としても応用されるようになった．

コラム 1　　原子論の展開：現代医学の萌芽

　四大元素説は，ギリシア・ローマから，キリスト教の普及とともに異端視されたギリシアの学者が中東に亡命したため，イスラム世界にまで広がり，18世紀頃までは支持されていた．

　古代ギリシアの哲学者デモクリトスは，現代科学の萌芽とも言える原子論を展開するが，18世紀になってドルトンやラボアジエによって取り上げられるまで，長く顧みられることはなかった．当時のギリシアにおいても，四大元素説の「伝統的」マインド，原子論の「現代科学」的マインドの間には，対立もみられた．

---

③ 体液病理説と固体病理説～病は全身のバランスの崩れ？　臓器に存在？～

　古代ギリシア医学では，ヒポクラテスが属していたコス派は体液病理説を，クニドス派は固体病理説（臓器病理説）を唱えていた．東洋医学では，基本を体液病理説（気・血・水）としつつ，部分的に固体病理説（臓腑）をハイブリッドしている．

　体液病理説は，四体液説に基づき，全身をめぐる体液の異常から病が生じると考えているために，病の原因を「全身のバランスの崩れ」と捉える．東洋医学においても，気・血・水のなかの血・水は体液であり，気も液体ではないが，全身を隈なく流れる「エネルギー」を意味しており，体液病理説的立場をとっている．このように伝統医学は，全体像を把握しようとするため，体液病理説と親和性が高い．

一方の固体病理説は臓器病理説ともいわれ，病は局所の固体部分，つまり臓器に存在すると考えた．こちらは，細分化，分析的な方向性であり，現代医学との親和性がより高い．しかし，古代ギリシアの時代にはそれを支える科学技術が進歩しておらず，余り普及しなかった．19世紀になって病理学者のウィルヒョーは，「全ての細胞は細胞から生じる」と考え，特定の細胞やその細胞のグループしか病気にならない細胞病理説を主張して，体液病理説を否定した．

　現代医学においてもまた，固体病理説立場と体液病理説立場とが併存しているように思われる．たとえば，血管やリンパ管を流れている生理活性物質に注目する視点は，現代医学的**体液病理説**立場といえるかもしれない．

　臨床では，内科学の講座の臓器別分類は，**臓器病理説**的であるが，一方で臓器横断的に人を診るという総合診療的な立場も存在している．いつの時代にも異なるものの見方が併存するということが必要なのかもしれない．

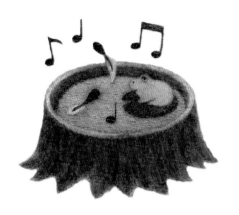

コラム2　　文字認識も逆をいく東洋と西洋

　優れた表記法は、「あらゆる不要な仕事から脳を解放することで、より高度な問題に集中する余力を生み、結果として人類の知能を増進される。」と、イギリスの数学者アルフレッド・ノース・ホワイトヘッドは『数学入門』で述べている。

　英語の論文では頻出する用語を略語として記載することが多い。英語では、言語の意味情報を出来るだけ簡素化して、視覚的にも記号として用い、文字認識に要する容量を節約し、その余剰分を思考するために用意する。例えば、漢方処方の桂枝茯苓丸はKBG、六君子湯はRKTというようにカスタマイズされる。

　他に数字表記を例にとすると、三と3の認識の違いは、東洋、西洋の認識の違いをよく表現している。森田真生は、『計算する生命（新潮社、2021）』のなかで「たとえば、漢字の"三"は、文字通り線が三本並んでいるので、算用数字の"3"より、意味の表現としては素直なのだが、漢数字で計算しようとすると、"三"と"二"の区別が紛らわしいなど不便な点が目立つ。見た目と意味が切り離されている"3"の方が、計算の場面では便利なのである。」「慎重に設計された記号は、意味を忘れて操作に没入するための手助けとなる。算用数字の普及と定着はこの点で、計算文化の発展を支える重要な一歩だったのだ。」と述べている。

　一方、漢方薬の処方名は漢字数文字でできあがっており、しかも似たような処方名が多い。英語的な思索に慣れてしまうと、認識する最初の時点で「分かりにくい」と感じるのは無理もない。漢字一文字にはより多くの意味情報が含まれているからである。そのため、生薬名や処方名自体を認識する過程は東洋医学的な思索を深める。東洋医学的な認識法に慣れてくると漢字の生薬構成や処方名を見るだけで、処方した医師、薬剤師がどのような思考プロセスを経て、どのような診断に至ったのかが垣間みることができる。

　このように両者は、言語の特徴としても、認識の追求方法が逆である。漢字では情報がイメージで凝集され、文字認識が思索そのものである。アルファベットでは文字は思考のための道具として、表記法は簡略化される方向にある。

1 診断学

A 陰陽の二元論（月・太陽）

POINT

- 陰：影・中に閉じ込めて塞ぐ→内向き，冷たい印象，非活動的，下降性
- 陽：光・周囲を照らし明らかにする→外向き，温かい印象，活動的，上昇性

　東洋医学の理論の根幹にあるのが陰陽という二元論である．常にあるものを2つの相対する角度（陰と陽）から観察する．陰陽の二元論はものの見方であって，陰，陽という確固とした存在があるわけではない．

　陽は太陽，陰は月が象徴しており，事象の二面性を**陽**と**陰**のそれぞれがもつイメージの枠に入れ込んでいく．陽は，「光・周囲を開き照らし明らかにする」という本来の意味から，外向きで，温かさを表し，そこから派生して活動的，上昇性のイメージを有する．陰は，「影・中に閉じ込めて塞ぐ」というもともとの意味から，内向きで，冷たい印象と，非活動的，下降性のイメージを有する．陰陽に良い，悪いという価値判断はない．ただあらゆる存在は二面性を有しているというのが陰陽の二元論である．

　私たちにも社会的に「よそ行きの顔（外見）」と「家の顔（内面）」があり，物質にも「目にみえている側（表，水面上）」と「みえていない側（裏，水面下）」という二面性がある．一見，社交好きで外交的（陽）な人であっても，繊細で内向的（陰）な部分もあるかもしれない．

　東洋医学の用語である表・裏（疾病の部位，進行段階），寒・熱（疾病の性質），虚・実（抵抗力と病勢）は，いずれも陰陽の二元論に基づいた事象の二面性を表している．

　そのため，陰・陽という漢字がもつ語感を豊かにしながら，事象を観察していくことが学びの過程で必要となる．

コラム3　"The Book of Change"：あらゆる事象を二元論で表現した『易経』という謎の書物

『易経』（えききょう）（英語名：The Book of Change）は，全ての事象を陰陽という二元論を用いて，複雑に見える世の中の様々な場面，喜怒哀楽など人間ドラマを64パターン化し，それぞれ推移に従って6段階に集約して表現したものである．日々遭遇する不確実性に対して，事象の相互依存性や今後の推移，変化の兆しの見極めに用いられてきた．内容は抽象化されており，具体的事象に落としこむには漢字の語感の理解が必要である．中国では，この種の感性の修養を非常に重視してきた．複雑に見える事象や人々の悩みも，二元論の組み合わせに過ぎないと「分かる」時代が来るのだろうか．

🎓 さらに学びたい方のために

竹村亞紀子：超訳・易経〜自分らしく生きるためのヒント〜，角川マガジンズ，東京，2012

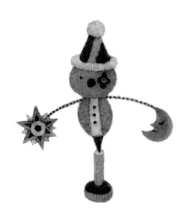

B 気・血・水

POINT

- 気（陽）：非物質的なエネルギー，火・風・水・地に象徴される4つの機能
- 血（陰）・水：物質的，赤い体液と透明な体液

　気・血・水の概念は，陰陽論と体液病理説とに依拠している．

① 気・血・水は，気/血・水の二元論

　東洋医学の基本理論の根幹は二元論によって動いている．今では，気・血・水と3つあるが，もともとは二元論ベース（陽：気，陰：血・水）であった．おおまかには，気は非物質的なエネルギー，血・水は物質的な体液としての概念である．気は陽の性質を有し，一定の熱を有し，気体のように流動性が高い．血・水は陰の性質を有し，液体として存在し，あらゆる生命活動の物質的なバックアップをしている．

　気・血・水の概念は，江戸時代に日本から中国へ逆輸出されたという説がある．"赤い体液" と "透明な体液" に対して，血・水とを当てたのである．血は細胞外液，水は細胞内液に近い概念となっているが，臨床的には完全には分けきれない．

　もともとの血の対象は血液であったかもしれないが，血は，生体機能を説明するために独特の概念を含むようになり，血管内を流れる栄養物質，ホルモン（特に女性ホルモン）をも含んだ概念となっている．

　他には，血は皮膚の潤い，精神活動，睡眠状態（睡眠深度，夢の多少），などとも関連づけられている．

　水が体内の循環する「透明な」体液を指すのに対し，中国では，唾液や消化液，気管支の粘液などの分泌液もより広く含めて，津液（しんえき）と呼んでいる．臨床的には水と比べ津液の方がより広範囲の病態分析に使いやすいと感じている．また，一定の熱をもった気に対して，津液（水）は身体の

「冷却装置」と考えられる．両者は火と水の関係にあり，二元論を用いれば気は陽，津液は陰となる．

② 人体における流体に注目〜体液病理説〜

　全身を隈なくめぐる流体の部分を重視して，気・血・水という３つの概念を用いているが，気と血・水の違いに２つ着目点がある．１つは，**粒子の凝集度**の違い，つまり気体と液体という存在状態の違いであること（気一元論），もう１つは，異なる状態でありながら，**重なり合って存在している**ことである．つまり，気が熱エネルギー，運動エネルギーを有した**淡い存在状態**で，血・水という**粒子の凝集度の高い**体液に浸透して，体液を温め，動かしているという考え方である．

　気に対する独特の考え方はあるものの，古代ギリシアの体液病理論と同様に，「病」の所在は局在しているのではなく，全身の体液の量的変化，質的変化によって生じるという立場を取っている．

③ 気の生理機能

　生体の生理機能を担っているのは，体液病理説的な二元論の気/血・水である．しかし，存在状態は「粒子の凝集度」の違いに過ぎないという気一元論を突き詰めると，気/血・水の全ては気でできあがっているという原子論と似通った説となる．この先は成書を参考いただきたいが，ここでは気の生理機能を解説することで，気/血・水の全体の生理機能の理解につなげていきたい．

　まず，気の4つの生理機能は，古代ギリシアの四大元素説（土，空気，火，水）や古代インドの四大（地，水，火，風）と共通点があり，むしろ発想として類似したものの見方が浸透している．ここでは，伝統医学的な**感性**を学ぶため，あえて**"気という淡い生命粒子"**のようなものを想定し，気の4つの機能と四大元素説とを関連させながら，説明したい．

　地水火風は火・風・水・地の並びにした方が分かりやすい．

1）火/風・水・地は存在状態の違い

　風，水，地には，それぞれ気体，液体，固体という存在状態（凝集度）の違いがあり，その存在状態を変化させるのが熱（火）である．

2）火・風/水・地の陽・陰

　火・風の存在状態は熱・気体であり，周辺に広がり（発散性）物質を分解して，エネルギーを産生する異化過程につながる．一方，水・地の存在状態は液体・固体であり，中心に向かい（収斂性）エネルギーを用いて物質を合成する同化過程につながる．陰陽の二元論でみれば，火・風は陽，水・地は陰である．

　"気という淡い生命粒子"は，熱を有し，絶えず運動する．凝集度によって液体，固体にも変化し，身体を目にみえるように形作り，体液を循環させて代謝活動を行っている．

気の4つの機能

四大元素（存在状態）	機能	発散・収斂	低下例
火（熱）	温煦（温める）	＞＞	冷え，意欲低下
風（気体）	推動（動きをつくる）	＞	倦怠感，動作緩慢
水（液体）	気化（状態を変化させる）	＜	浮腫
地（固体）	固摂（固める）	＜＜	失禁

3）火（熱）：心身を温める作用

　四大元素の火（熱）は，東洋医学の気の温煦作用という心身における**熱エネルギー**と関係がある．体温を生み出し，代謝活動を行う身体的側面と，**「情熱・熱意」**といった意志，行動につながる「熱」という精神的側面がある．身体だけではなく，精神を**温める**という東洋医学独特の発想であり，温煦作用は気・血・水を動かす（**風**とたとえる）原動力となっている．

　「熱」には生命の根源という捉え方もある．読者のなかにも，冬でも半袖半ズボンで平気で走り回っていた幼少期を過ごした方もいるかもしれない．青年期になると**冷え**を自覚するようになり，冬の対策が必要となる．老年期にはより寒さに弱くなるため着込むようになり，寒冷刺激ですぐに体調を崩し，感冒も引きやすくなる．精神面からみれば，子供がじっとしていられないのは火（熱）を持て余しているからである．「情熱・熱意」は行動力につながるが，自分も他人にも影響を与える牽引力のようなものである．年を取っておとなしくなるのは，火（熱）の低下でもあり，過労による一部のうつ症状もまた，「情熱・熱意」の酷使による火（熱）の喪失（陽虚）である．

　これは一生における**熱量**の変化である．火（熱）は加齢とともに低下し，死とともに失われる．

　気の温煦作用の多少は，寒・熱（疾病の性質）と関係している（☞p30 参照）．

4）風（気体，推動）：心身に動きをつくる作用

　風は気体であり，かつ動きの象徴である．火（熱）が熱エネルギーとして身体，精神を「温める」こととすれば，風は「動き」を形作る運動エネルギーのような概念である．東洋医学では推動と呼び，代謝活動，精神活動，防御

機能を実際に動かし続ける作用を意味する.

"**気という淡い生命粒子**"が体液である血・津液（水）に浸透し，温め動かすことで，常に身体内を循環させている．マクロには心臓は一定のリズムを刻みながら収縮拡張を繰り返し，肺臓は呼吸を通じて収縮拡張を，消化管は蠕動という「動き」を繰り返している．ミクロのレベルでも細胞レベルで常に代謝活動が行われている.

東洋医学では，この絶え間ない心身の動きは，**風**に象徴される動き，気の推動作用にバックアップされていると考えられている．推動作用の推進力には，空気を温めると対流が始まるように熱（火）の存在がある．情熱的（熱）であれば行動力（風）につながる.

気の推動作用が低下すると，身体面では倦怠感，だるさを自覚し，動作も緩慢となる．また気・水の流れも停滞しやすくなり，浮腫などが形成されやすくなる．また，精神面においても，ぼんやりとして，気分がのらない状態となる.

日本の武道で下半身を鍛え，丹田（下腹部）に精神を集中させるという修養法は，気の推動作用を制御し，心身ともにぶれない重心をつくるという意味がある．乱れやすく，移ろいやすい風（感情）を引き締め，「胆<ruby>（きも）</ruby>を座らせる」手法であった.

防御機能というのは，身体の表面を「暖かい風」が覆い，感染防御を行っているという考え方に基づいている．細菌・ウイルスは実際には口，鼻などを通じて身体に侵入し，現代医学の感染防御はウイルス，細菌本体をターゲットとしている．一方，感染症で生じる悪寒，首肩の痛みなどの症状は体表面で自覚されている．東洋医学では，この現象を「体表面を覆う**暖かい風**が"**風邪**"（体外の悪い風）により障害を受けた」と解釈した．その対策として，体表面の血行循環を促進し，温めて，発汗を促すことで感染症の初期症状に対応してきた．葛根湯<ruby>（かっこんとう）</ruby>など，このような伝統的な発想によってつくられた処方が，結果的には対症的ではなく，抗ウイルス作用を有しているという報告もなされてきている.

5）水（液体）：体液の質と量を調節する作用

　気化（☞p26 参照）は体液（水）の出入バランスを担当している．気化とは，液体を**生体内利用型**（血・津液）または**生体外排出型**とに相互変換させる作用である．特に消化，排泄に関係し，必要なものが消化吸収され，不要なものが排泄されるのは気化の働きによる．食べても胃腸が弱くあまり太れないのは消化（東洋医学では運化という気化作用の一種）機能が低下しているためでる．必要以上の尿が作られ，トイレに頻回に行く，浮腫が形成されるなどは，腎，膀胱の気化作用が低い可能性がある．

6）地（固体）：固体を維持し，体液を保持する作用

　固摂は，「身体を形作る（地）」，「必要なものを留める」というニュアンスがある．

　血，水（津液）は保持すべき必要な体液であり，便や尿に気化した後でも，膀胱や大腸に蓄積させ，必要な場面で排泄する仕組みになっている．固摂作用低下による症状を挙げると，高齢者がぶつけてもいないのに皮下出血をするケースがある．これは血管内の血を留めることができず，一部漏れ出してしまう現象と考えられている．細胞間を結合させている力が低下することで，血管壁の細胞間隙が緩み，赤血球が漏れ出るようなイメージであろうか．

　次に発汗異常がある．体表部では発汗量を適正化しているが，固摂作用が低下することで，必要なものも漏れ出てしまう．特に東洋医学では汗は血の変化したものとされているため，異常発汗は血の不足へとつながると考えられている．また，便失禁，尿失禁も固摂低下の例である．

　他に加齢によって，骨粗鬆症のように最も生体内で硬い場所が**軟化**していくのも，身体の固摂作用の低下の1つである．

　以上の4つが気の主たる作用である．

　温煦（火），推動（風）は熱，運動というエネルギーであり，発散性があり，非物質的で陽の性質がある．一方，気化（水），固摂（地）の働きはより収斂性があり，身体の液体，固体成分の維持を担当し陰の性質を有する．陽にあたる火と風の性質だけであれば，身体は異化に傾きすぎ，分解して消滅

してしまう．陰にあたる水，土の性質と合わさることによって，異化と同化のバランスが取れ，身体が形作られ維持され，代謝活動が行われると考えられてきた．これが東洋医学における恒常性維持の仕組みである．

④ 血・水：赤い体液と透明な体液

1) "血"の生理機能

　"血"とは，身体を滋養する**赤い体液**，つまりもともとは血液を想定してつくられた概念である．しかし，生体機能を説明するために血液の定義とは異なる独特の概念を含むようになった．

　まずは，血とは血管内を流れる栄養物質を含んだ概念である．ただ栄養物質といっても生薬自体には糖質，タンパク質，脂質を補うものは少なく，処方は**薬膳**としての食事療法とセットであった．例えば，桂枝湯（けいしとう）という処方はお粥と共に内服するという注意書きがあり，麦門冬湯（ばくもんどうとう），白虎加人参湯（びゃっこかにんじんとう）は今でも米が生薬構成に含まれており，実際には重湯を含んだ**薬**である．また，産後の冷えと腹痛に，生姜（しょうきょう），当帰（とうき）という生薬に加え，羊肉を入れた処方がある．この処方は，血の**栄養物質**を食事と合わせて補おうとした薬と食事療法の融合していた時代の名残である．

　次に血は性ホルモン（特に女性ホルモン）とも密接に関連づけられている．古来，産婦人科疾患を，「血の道症」とも呼んでいた．月経，分娩で出血することと関係がある．診断にも，実際の血，つまり月経血（出血量，血塊の有無，月経周期など）の性状を観察して診断する．このため，東洋医学の血は，「血の道症」（婦人科疾患）のニュアンスを色濃く含んでいる．漢方生薬は，直接的なホルモン作用ではないが，月経周期に伴うホルモン動態を安定させる働きがある．血の概念は，臨床的には産婦人科領域の病態解析に非常に有用である．

　また血は髪・皮膚の潤い・色艶とも紐づけられており，何らかの栄養状態，性ホルモン動態やエイジングとも関係があるのかもしれない．乳汁は，児を養う栄養成分が多く含まれていることから，「白い血」と呼ばれ，血の概念の一部である．

他には，精神活動，睡眠状態（睡眠深度，夢の多少）にも関連付けられている．**精神活動を行う際の物質的基盤**が血と考えられている．これらを説明し得るある種の栄養物質や生理活性物質が発見される時が来るのであろうか．

　血の不足が**貧血**と結び付けられることがある．しかし，鉄欠乏性貧血と血虚は直接的な関係はない．血を補うとされる漢方薬を使っても，Hb は上昇しないからである．現状では血の不足（血虚）と鉄欠乏性貧血とは別の概念と考えていた方がよい．ただ，いわゆる貧血様症状とは関連付けられている．たとえば，顔の血色がわるい，動悸，めまいなどがある．

コラム 4　　外来診察室での血虚のイメージ

　診察室に入ってきた患者の顔色は，艶がなく白い，やや黄色い，細身である．頭髪は細く潤いがない．唇や爪の血色がわるく，肌はかさかさで掻くと角質がはがれる．

　問診によると，目を酷使することによる眼精疲労，睡眠障害，動悸，めまいがする．また月経は経血量が少なく，色も薄く，月経周期が長いとのことである．

　上記の所見はすべて血虚と関係している．血がかなり多様な要素を含んだ概念であることがわかる．血中を流れる栄養物質や性ホルモン，皮膚の保湿，睡眠に関係した「何らかの物質」と将来紐づけされるかもしれない．

2）水（津液）の生理機能

　水（津液）は，主に循環する「透明な」体液を指している．他に口腔内の唾液や消化管，気管支の粘液などの分泌液，関節液，脳脊髄液も含んでいる．皮膚や粘膜の潤いも水（津液）によるものと考えられている．

　また，汗や尿は，気の 1 つの作用である気化によって，水（津液）が**生体内利用型**である津液から**生体外排出用型**へと変換されたものである．この考えから，尿はもともと生体内に適した水分であり，緊急時の脱水補正に飲用されることもあった．伝統医学では排泄物は，現在のように不潔なものとしては扱われていなかったのである．

　津液は，気の温める作用に対して，身体の**冷却装置**の役割もある．そのた

めに不足すると，身体各部の乾燥とともに，**冷却不足**による熱の亢進症状が
現れる．

　気の火（熱）としての部分，津液と（冷却）水としての部分のバランスは
全体の寒熱の状態とも関係してくる（☞p30 参照）．

　細胞間隙に停滞した浮腫（水滞），より粘稠な鼻汁，喀痰などは，いずれも
津液の変化した病的産物（痰飲）である（☞p42 参照）．

コラム5 　　血と水（津液）の概念は重なり合っている

　水（津液）の停滞に用いられる五苓散が，脳浮腫に応用されるのは，脳脊髄液が
「透明な」体液，つまり津液と定義されることからもわかりやすい．

　一方で五苓散は，慢性硬膜下血腫に頻用されている．慢性硬膜下血腫を血腫とみ
れば，「血の固まったもの（瘀血）」であるが，五苓散は瘀血の処方ではない．慢性
硬膜下血腫を改善する点からは，血腫とは結果であり，「**全身の体液量の分配調整
の破綻**」が主病態なのかもしれない．

　五苓散には，電解質を動かさずに循環血漿量の不足時には周囲から体液を引き
寄せて浮腫を軽減し，過剰時には体外へと利尿することで循環血漿量を安定させ
る作用があることから，心不全，腎不全，透析時の不均衡症候群にも用いられてい
る．このように，気・水がより詳細に適宜される一方で，体液という点で，血と水
（津液）は重なり合っており，明確に分けることが難しい．

コラム6　気化

　気化は，東洋医学の中でも特徴的な概念である．あえて翻訳すれば，"気"の「付け離し」と「貯蓄（精）からの動員」である．

・"気"の「付け離し」

　体内である物質を機能させるためには，気化作用という"気"の「付け離し」という一種の代謝活動が必要である．

　"気"の「付け離し」とは，体内に入れるときは"気"を付加し，体外に出すときは"気"を外すような意味である．消化活動では他の生物を摂取し，それを分解しつくした末に体内に取り込む．その際に気を付加して**自分のもの**として体内を循環させる．逆に排泄するときは気を外して，単なる物質へと変化させる．体液として身体をめぐっていたときは，気が付加された血や津液であったものが，尿では，"気"が離れて単なる液体へと変化する．

　気化作用が低下していると，必要な血へと変化させることができない．栄養を摂取しても自分のものにならないのは，摂取し分解しつくした食物に"気"を付加できないためである．

　生命として機能するためには，"気"が付加される必要があり，生理的な血，津液にも気が浸透していると考えているのである．

・貯蓄（精）からの動員

　東洋医学では，生きるための潜在的な生命力の貯蔵庫（腎という臓腑名で象徴されている）があると考えられている．その潜在力を動員して気血に変換させる（可逆性はあまりない）ことで生命活動は維持されており，それを使い切った時点でこの世の一生が終わる．貯蔵庫の潜在的な生命力は主に両親が精子，卵子を通じて子に託した"精"によって先天的に与えられている．出生後は毎日の食生活，活動と休息のバランス，精神状態の安定，思春期以降は性生活の節制により余剰分が追加される．

　そのため，普段の生活において仕事，育児，家事などで馬力を出し過ぎると，この"精"を貯蔵庫から大幅に動員し，気血に変化させて用いることになる．貯蔵庫は一生に渡って使う貯金のようなもので，あまり動員しすぎると天寿を全うできなくなってしまう．

C 加齢・過労・心労

POINT

- 虚：空虚, 虚しさから転じて "不足" を意味する
- 気・血・水の虚と加齢, 生活背景を把握

気・血・水の病態生理

	四大元素	虚（不足）	停滞	病理産物
気	火	陽虚（温煦低下）		
	風, 水, 地	気虚	気滞	
血		血虚	血瘀	瘀血
水（津液）		津液不足, 陰虚	水滞	痰飲

① 気・血・水の不足した状態 "虚"

　気・血・水の不足した状態を虚といい, それぞれ陽虚, 気虚, 血虚, 陰虚（津液不足）と呼ばれる. 陽虚は, 気の温める作用の低下であり, 気虚の一部である. しかし, なぜ気虚と陽虚は分けられているのであろうか. それは, 気虚と陽虚では処方が大きく異なってくるからである.

　血・水の低下の虚で, 加齢に伴う場合を特に腎虚と呼んでいる. 加齢による症状は, 五臓の腎という機能系統が関係しているためである. 腎は生殖機能とも密接な関係がある. 誰もが年を経るに伴い, 気・血・水はそれぞれ低下していくが, そのペースには個人差が大きい. 腎虚への対策として, 東洋医学ではゆっくり年を取るための**養生**という処方箋がある.

　過労では「気をつかう」ことで気虚となる. 仕事量の負荷に加え, 組織で働く場合は, 段取り, 詳細な確認などの過程や人間関係に気をつかうこととなる. そして,「疲れがとれない」「眠気がとれない」「だるい」「パフォーマンスがあがらない」という気虚の状態が始まる. 休まずに睡眠時間を削ると, 血虚が進み, "心" という機能系統が影響を受ける. 睡眠不足にも関わらず,「深く眠れなく」なり,「夢が多く」なり, 休息が十分にとれないという悪循

環に陥る．ここで無理を重ねると陰虚が進み，一時的に興奮状態となる．その先は気・血・水とも消耗し，ぐったりと心身共に動けなくなってしまう．

　心労では，「考え悩む」ことで血虚となる．最初から"心"という機能系統が影響を受ける．いろいろな心労があるが，管理職や家族の介護といった責任から逃れられない立場にある方が陥りやすい．なかでも胃腸が弱いと感じている方は，より心労が助長される傾向がある．深く眠れなくなり，夜中に何度も目が覚めてしまう．なぜなら「気になっている」ことは24時間存在しているからである．"心"に負担がかかると不安の感情が強くなり，動悸など**調律**というリズムに影響が出始める．

　個々人によって気・血・水の量には違いがある．「ただひたすら頑張る」のでは，もともと気虚，血虚の傾向の方はもたない．自分の気・血・水の特徴を知り，体調に生かすことはライフワークのなかで重要な課題である．

　"心"の異常は，軽症で休むことで改善するもの（心気虚☞p90参照），心労に過労が積み重なり動悸，不眠，多夢が慢性化したものがある．後者には心血虚（☞p105参照），心陰虚（☞p90参照）の二段階があり心陰虚の方がより重い病態である．また，それぞれの段階をまたがる場合もある．

② 患者の体質やある種の弱さにどう向き合うか

　同じような環境で，同じような仕事をしていても健康な方もいれば，心身の不調を訴える方もいる．"気"の温める作用，言い換えると「熱量」は人それぞれで同じではない．常に情熱的で行動する方は，もともと「熱量」が強い．しかし，睡眠を削り，日中はコーヒーを飲んで覚醒しているうちに陰虚が最初に進む．身体の水（津液）が消耗していると，見かけ上はさらに熱が強くなり，「頑張っている」ようにみえる．これは見せかけの熱として"虚熱"と呼ばれる．無理を重ねれば，次第にもともとの「熱量」自体にも影響が出る．周囲が気づくころには，「あれだけ情熱的であった人がどうして？」というような状態となる．もともとの**体質**を知らずに突き進んだ結果である．

　逆に熱量が少なく，大人しく，消極的でなかなか行動できない方もいる．冬に寒冷刺激が加わるとじっとしていたくなる．この場合は，陽虚や気虚の

傾向が考えられる．生活上ではなかなか無理がきかないので，東洋医学でセルフケアを試みる方も多い．このような方が，「人と同じように頑張って働く」などの無理を重ねると早々に倒れ込んでしまう．

　個々の患者のもともとの気・血・水（津液）の状態を把握しながら，「この方の（体質的な）弱さはどこにあるのか？」を考える．そして求められれば，東洋医学的アプローチを試みる．

🎓 さらに学びたい方のために

三浦於菟：実践東洋医学　第2巻　生理・病理・治療理論篇，東洋学術出版社，千葉，2018

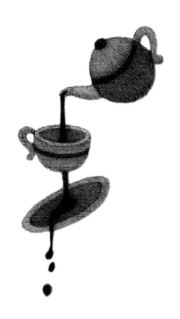

D　寒熱〜風呂を沸かすことに例えると…？〜

POINT

- 寒熱：自覚的な冷え，熱感，他覚所見（顔色，服装，話し方，声量など）
- 寒：冷えの自覚，厚着，口数少ない，温かい飲食を好む
- 熱：熱感，薄着，声量大，早口，熱っぽい話し方，冷たい飲食を好む

　　寒熱とは，疾病の性質を寒と熱という二元論で分類したものである．

　　気・水（津液）のバランスや食事内容，外気の温度，湿度（☞p32 参照）によって生じる．ここでは主に気・水のバランスについて述べる．

　　寒証（証：東洋医学の診断）では，「生体が冷えて寒い状態，あるいはそのように考えると合理的な状態」，熱証とは，「生体が熱をもった状態，あるいはそのように考えると合理的な状態」（☞p29，さらに学びたい方のために参照）であり，東洋医学では処方選択に影響する見極めが大切な症状である．

　　風呂を沸かすことを例に考えてみよう．風呂の温度は，火の強さ（気の温める作用）と沸かす水の多さ（津液）の量と関係する．心地よい風呂の温度を想定して，火の強さと水の多さのバランスがとれている状態を基準とする．

　　その基準から，気の温める作用が低下していれば，風呂の温度は温まらない（**陽虚**）．これが身体であれば冷えを自覚する．また，沸かす水が少なければ（**陰虚**），火の強さが同じでも，風呂の温度は上昇しすぎてしまう．陰虚では相対的に熱感を自覚するようになる．これは"**虚熱**"と呼ばれ，更年期のほてり，のぼせは陰虚と関係がある．絶対的熱量過多は**実熱**と表記される．

　　火と水の差が顕著になればなるほど，寒熱のバランスは崩れる．しかし，火と水の両方が低下してしまった場合（陽虚＋陰虚）は，低値安定となり，寒熱のバランスは目立たなくなるか，寒くなったり熱くなったりという両極端がでる場合とがある．次の表に寒熱の助長因子をまとめた．

　　また，風呂の温度が十分でない場合は，上が暖かく，下が冷たいというように寒熱が混在する．これを**寒熱錯雑**と呼んでいる．臨床的には，このような寒証，熱証に分けきれない寒熱錯雑例が多い．そのような場合は風呂を上

下にかき混ぜればよいのだが，火も熱も停滞しがち（気滞☞p72 参照）で，水滞の場合は，寒熱錯雑が目立ちやすい．

表　寒証・熱証と助長因子

	気・水のバランス	助長体質	助長する食事	助長する気象
寒証	火↓＜水（陽虚）	陽虚	寒冷性の飲食	寒邪
熱証	火↑（実熱）／火＞水↓（虚熱）	陰虚	辛温性の飲食	熱邪

　寒熱はまずは「冷える」「寒い」，または「暑い」という自覚症状が重要だが，視診（東洋医学では望診）では顔色，服装，話し方を，聞診（臭い，音，声量）では，体臭の強弱，声の大きさ・太さ，などを，問診では食事内容（辛いもの，刺激物，冷たいものの摂取），季節による変動（☞p34 参照）・脈診・腹診（東洋医学では切診）などを参考にする．

　本人の「暑い」「寒い」という主訴と服装に乖離がないか，患者の言っていることは本当かどうか注意する．「寒い」と訴えながら，かなり薄着である場合，服装の方を重視する．言葉よりも何気なく行っているふるまいの方が本来の姿をより現していることがあるからである．話し方に熱がこもっていて，暑苦しいタイプは熱証の可能性が高く，慢性的な睡眠不足などによる陰虚の悪化とともにより症状が増幅されやすい．逆に大人しく，言葉少なく，声に力がない場合は，（陽虚による）寒証の可能性がある．すべて日常で感受されている人に対する印象である．東洋医学の診療の際には一旦，「問題解決モード」から離れて，患者を眺めてみるのもよい．

　本人が寒熱を意識していない場合でも，四診は必要である．また寒熱の所見がとれない場合でも，寒冷刺激で悪化する，気温上昇で悪化するという症状があれば，重みづけを行い，寒熱を判断する．

　東洋医学では，数値化された診断体系がない．証拠を集めて，病態を**推理**するようなところがある．そのためには，感度の高い所見を集めることが必要である．なかでも「お腹は嘘をつかない」と考えられていて，切診の1つである腹診（☞p54 参照）をすることで寒熱や虚実の所見ががらりと変わることがある．

2 気象病学
天候が与える影響と症状：雨の日は憂鬱になるというけれど…？

 POINT ─────────────────────

- 外的な気象因子が与える心身への影響
- 気温・日照時間・湿度の多少により，熱邪・寒邪・燥邪・湿邪に分類

　起床後ふと外をみると，どんよりした天気で，なんだかやる気が出ない．このような経験をされたことはないだろうか．気象が人体に与える影響，症状については気象病学（meteoropathy）や，生気象学（生物の気象学）がある．また気象関連痛，気象痛という症状としての用語もあり，臨床現場では一定の患者群が存在しているが，発症機序は明らかになっていない．患者情報と気象データを合わせた公衆衛生学の取り組みもあり，今後が期待される．

　気象変化により症状が誘発される例として，頭痛，めまい，嘔気，気管支喘息，肩・腰・膝などの関節痛，関節炎，蕁麻疹などの身体症状，気分の落ち込みや季節性うつ病のような精神症状がある．

　東洋医学においても，気象変化と症状の関連性を非常に重視してきた．たとえば，変形性関節症の気象での増悪因子として，①天気が変化する前，②気温：冬や寒冷時，③湿度の上昇，④天候：雨天などが挙げられるが，②は寒邪（かんじゃ），③④は湿邪（しつじゃ）（☞p81 参照）という東洋医学の用語に翻訳することができる．ただ気象変化は人に症状を起こして初めて"邪"（病因）として認識されるために，それぞれの気象変化が与える影響は人によって異なっている．発症時期，増悪因子としての気象を問診する．東洋医学では「気象病」という用語は用いないが，ここでは気象と症状を広く紐づける広義の意味として「気象病」を用いたい．

気象が症状の誘因となる場合の名称

	気温・日照時間	湿度	気温と湿度の組み合わせ
高・長	熱邪	湿邪	湿熱，寒熱
低・短	寒邪	燥邪	燥熱

　気象関連の"病邪"は気温，湿度の高低によって表のように分けることができる．気温何℃，湿度何％という数字による定義は（現状では）ない．

①「気象病」になり得るかは人によって異なる

　ある気象条件が，本人にとって症状を起こし得る場合には，その気象条件を"邪"と呼ぶ．たとえば，5月の急な気温上昇で体調を崩した場合には，真夏の気温に比べれば低くても，熱邪と呼び得る．もともと冷えが強く，夏の暑さで反って調子がよいという方にとっては夏の高温は熱邪となりにくい．同様に，もともと熱がりで真冬の低い気温をかえって心地よいと感じる方にとって，寒冷刺激は寒邪とはなり得ない．しかし，普段から冷えると体調を崩す陽虚（気の温める作用の不足，虚寒ともいう）の方にとっては，真夏のクーラーの風は容易に寒邪となり得る．このように外来環境による寒熱

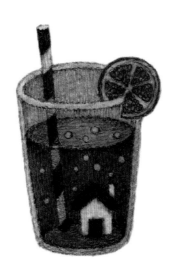

の刺激が"邪"となり得るかは，個々人の持つ「熱量」とも関係しているのである（寒邪，熱邪については体質的な寒熱の助長因子となり得るため，p30も参照すること）．

② 職業，職場環境，居住環境，季節も「気象病」に関係

　職業，職場環境によっても「気象病」が助長される場合がある．炎天下や発熱体の近くで長時間労働する場合は熱邪に，食品庫など冷蔵庫，冷凍庫のなかで長く作業する場合には，寒邪に侵されやすい環境に居ると考えられる．

　日本列島のなかでは，北海道は気温も湿度も低いために，寒邪，燥邪となりやすく，本州では高温多湿のために熱邪，湿邪が影響を与えやすい．

　四季の変化として，梅雨は湿邪，夏は暑邪（熱邪＋湿邪），秋は燥邪，冬は寒邪の影響を受けやすい．日本列島の冬は，熱帯で生活してきた留学生にとっては十分に寒邪となり得る．また，日本で生活していた者にとって，乾燥地帯の夏は汗でべとべとにはならないにしても，知らず知らずのうちに身体の水分は失われてしまい，日本の夏とは異なった熱邪・燥邪となり得る．このように"邪"の性質は職場環境，居住環境，季節によっても異なる．

③ 「気象病」の誘因は複合し得る

　湿熱（湿邪＋熱邪），寒湿（湿邪＋寒邪），燥熱（燥邪＋熱邪）がある．特に夏の高温多湿による湿熱を暑邪と呼んでいる．

　他に風邪（ふうじゃ）という用語がある．日常でも風邪（かぜ）という言葉が用いられているが，風邪（ふうじゃ）と意味するところは異なる．東洋医学の風邪はもともと風そのものを表している．たとえば，薄着で扇風機や夜風に当たって不調となるのは「風」による邪，つまり風邪によるものである．風邪のなかでも，冷たい風に当たって悪寒がするというのは，風寒邪（風邪＋寒邪），熱風にあたり熱感，激しい発汗を生じるのは風熱邪（風邪＋熱邪）である．

　また気象変化が激しい場合，気圧変化で生じる「風」も風邪と呼ばれる．

急な気温低下と降雨によって気管支喘息発作の出現や関節痛が増悪した場合，風寒湿邪（風邪＋寒邪＋湿邪）による影響と考える．派生して，症状変化が激しいものも風邪の影響と考えることがある．代表例として蕁麻疹がある．膨疹とともに痒みが急に現れて，消退する様子が風邪と考えられた．

　風邪の概念は今の「気象病」の範疇ではない感染症も指していた．感染症は空気中を通じて人々にもたらされることから，「病原体を含んだ風」のようなニュアンスでも用いられてきた．当時はウイルスや細菌など具体的な病原は分かっていなかったために，風のように襲来する"邪"は，いずれも風邪と総称されたのである．

④「気象病」の引き起こす症状

　それぞれの気象が引き起こし得る主な症状を挙げる．外界の気象以外に摂取する飲食も「気象病」の誘因に関係している．唐辛子など辛い食事は熱邪，アイスクリームやかき氷などは寒邪，肉などの脂質を多く含む料理は湿邪を助長する．逆に夏に冷たいものを食べたくなるのは熱邪を緩和させたいという自然の欲求のためであり，乾燥している場合には油を多くとるとよいとされている．中国の北部，西部で油を使った料理が多いのは乾燥地帯の気候に順応するためとされている．

「気象病」を引き起こす"邪"の種類と症状

	精神状態	身体症状
熱邪	いらいら，焦燥感，不眠	熱感，口渇，発汗，湿疹
寒邪	落ち込み，活動量低下	冷え，寒気，透明鼻汁，腹痛，下痢，頻尿，四肢関節のこわばり，疼痛，凍瘡
湿邪	だるさ，「ぼんやりと頭が働かない」	重だるい倦怠感，頭重感，身体の重だるさ，多量の喀痰，胃もたれ，下痢，帯下，頻尿，浮腫，滲出液の多い湿疹
燥邪	虚しさ	乾性咳嗽，喀出困難な痰口，鼻の乾燥，口唇，皮膚の乾燥亀裂，落屑，便秘（乾燥便）

1）熱邪

　夏の汗疹は，熱邪または湿熱邪によるものと考える．夏に多い手足口病は，

東洋医学的には湿熱邪によるものである．コクサッキーウイルスは "湿熱を好む" ウイルスである．炎症の炎の漢字は火が 2 つで形成されているが，炎症の所見である発赤，熱感は火，つまり熱邪の所見である．夏は日照時間も長く，人々も精神的に開放的になるが，過度になるといらいら，焦燥感，不眠などの症状が現れる．

2) 寒邪

寒気，冷え（特に手足先，下半身）の自覚と共に，痛みを生じやすいのが特徴である．寒冷刺激による鼻汁，頻尿，寒冷飲食による下痢も寒邪と考える．また，秋，冬は日照時間が短くなり，気温も低下していくなかで精神的にも落ち込みや活動量の低下がみられるようになる．このような秋，冬にかけての季節性の気分障害を，東洋医学的には，寒邪によるものと解釈する．精神も身体のいずれも普段から「熱量」が少ない陽虚の方が影響を受けやすい．

3) 湿邪

重だるさという自覚と，"体液の停滞（水滞）"，喀痰，下痢，頻尿など "水" に関係した症状が多い．罹患部位では，重だるい鈍痛，腫脹，滲出液の増加がみられるのが特徴である．

4) 燥邪

乾性咳嗽，肌の乾燥，亀裂などが特徴である．湿度の低下する秋によく見られる．また，夏の開放的な気分から，秋になると気分は大人しく，内向的な精神状態へと移行するのが自然の変化ととらえられてきた．いつも**エネルギッシュ**ではなく，季節変化に合わせて緩急をつける．このことが，長期的な体調管理につながるという東洋医学の健康観である．

⑤ なぜ，気象により症状が誘発されるのか

東洋医学的にみれば，一見強固にみえる身体も，気という粒子が凝集した

ものにすぎず，ミクロのレベルでは隙間だらけである．そのため，外気の気温や湿度の変化は容易に身体に"浸透"する．たとえば，雨天の日（外界の環境）は，湿度が高くなるが，同時に身体内の"湿度"も高くなり，重だるく，浮腫やすくなると考える．

　また，外界の環境と内界である身体は呼応すると考えられてきた．そのため，身体の特徴としての熱がり（熱），寒がり（寒），浮腫みやすい（湿），乾燥しやすい（燥）は，「気象病」の助長因子とも，相殺因子ともなり得る．たとえば，普段から浮腫しやすい方はより梅雨や夏などの季節，雨天等の湿邪の影響を受け，体調不良が生じやすい．

　一方，高湿度（湿邪）にはどのように対応するのだろうか？　東洋医学では"利水"という概念がある．「気象病」の関連で翻訳すれば，**除湿**である．代表処方として，五苓散がある．余剰の体液を血管に引き込み，循環血漿量の増減を調節する作用があり，アクアポリンとの関連性が研究されている（☞p6 参照）．

コラム7　季節の「気象病」対策

　『黄帝内経』では，「気象病」対策として季節変化に沿って生活する方法，例えば秋は早寝早起き，冬は早寝・やや遅起き，夏はやや遅寝・早起きというように日照時間の長短に合わせて睡眠時間を調節することなどが書かれている．動物の冬眠を踏まえると，これも一定の意味があるのかもしれない．また，季節性の感情障害は一つ前の季節に順応しなかったために生じた結果と考えられており，たとえば「夏には怒ってはいけない」「それに反すると健康を害する」などと記載されている．

　そのほか季節にふさわしい服装（春は身体を締めつけない，ゆったりとした衣服）を着こなすことも書かれている．

3 病理学
蓄積されていく病源物質

 POINT
- 血・水（津液）の量的変化：血瘀・水滞・飲，質的変化：瘀血・痰飲
- 瘀血の形成には感情的ストレスによる気滞も関係

　体液病理論において「流体が機能を失った状態」とはどういうものであろうか？　東洋医学では体液病理説を基に，固体病理説の意図する**固形の病理産物**の考え方を取り入れている．具体的には，体内に蓄積される病理産物として，瘀血，痰飲という概念が挙げられる．瘀血は血の，痰飲は津液（水）の変性した病理産物である．血，津液がそれぞれ病理産物へと変化していく過程として，厳密には量的変化，質的変化の二段階がある．

　また，瘀血と痰飲と**体質**との関係も考えられてきた．瘀血の生じやすい"瘀血体質"は筋肉質，赤ら顔，褐色皮膚であり，痰飲の生じやすい"痰飲体質"は肥満傾向で浮腫みやすく肌が色白とされている．瘀血は筋組織，痰飲は脂肪組織と関連づけられている．そのため，瘀血の代表的な処方である桂枝茯苓丸の添付文書には，「体格はしっかりしていて（筆者註：筋肉質と翻訳できる）赤ら顔が多く」，血虚と水滞の代表的処方である当帰芍薬散は「筋肉が一体に軟弱（筆者註：脂肪組織が多く，浮腫みがち）」と書かれている．このように視診（筆者註：東洋医学では望診という）による体型からも瘀血，痰飲の存在が想定されてきた．

　現代医学の**病理産物**の１つである動脈硬化病変は，瘀血と考える説，痰飲と考える説の両方がある．中国では瘀血の処方での報告が多くみられる．

　また，瘀血と痰飲は混在することも多い．化膿性炎症はその一例で，痰飲と瘀血が入り混じった病態である．そこでは，局所の循環不全という瘀血の病態に加え，炎症による腫脹や滲出液という痰飲が生じている．

① 血の量的変化 "血瘀"

　血の量的変化を "血瘀" という．血（主語）が瘀（述語：滞っている）状態である．血瘀の場所では渋滞が起こり，それにより末梢に十分に血が供給されない．そのため，局所の血の停滞により全身的には血の量的な偏在が生じている．具体的には末梢循環不全，静脈瘤，クモ状血管腫，痔核などでは血瘀の病態が考えられる．血瘀は炎症を惹起しやすく，器質的疾患など質的変化を生じやすい．現代医学的には，末梢血管収縮，低酸素状態，活性酸素の存在，処理機能の低下，炎症性サイトカインの産生などの病態が報告されてきた．他に赤血球の変形能や血小板凝集能などとの関係も示唆されてきたが，十分には検証されていない．日常的な臨床検査で血瘀を検知できることが今後の課題である．

② 水（津液）の量的変化 "水滞"，"飲"

　水の停滞した状態を "水滞"，停滞している水を "飲" と呼ぶ．身体の浮腫といっても，アルブミン低値など血漿浸透圧低下や心不全，腎不全などの臓器の機能低下以外に，検査異常のない軽微な浮腫も含む．痰飲の飲は，「さらさらな水」を表していて，病理産物となるような質的変化は起こしていないものの，生理的機能を果たすためにあるべき場所にない．細胞間隙の浮腫，胸水，腹水は飲である．類似病態として "湿" という用語が使われることもある．関節の腫脹は水滞であり，飲である．膀胱炎も**炎症を起こした津液**として，"湿熱" という用語が使われることが多い．皮膚の湿疹，水泡などは文字通り，水を含む湿である．「気象病」における外界の湿邪を区別するために "内湿" と呼ばれることもある．水分という点では水も湿も飲も似た概念である．

　身体内に水滞がある場合，外界の湿邪の影響も受けやすい．「気象病」の外界と身体が呼応するという考え方に基づく（☞p35，81 参照）．

③ 痰飲・瘀血〜体内で起きている変容〜

1）血の質的変化“瘀血”

　　血瘀が慢性化することにより質的変化が生じる．これを“瘀血”という．瘀血では血は病理産物へと変化し，腫塊を形成するなど器質的な変化が生じている．血瘀と瘀血の段階は，概念的には差異はあるものの，臨床的には区別できないことが多い．現代医学では血栓が考えられるが，東洋医学ではそれに至るまでのより微細な変化と他の器質的疾患も指している．たとえば，子宮筋腫は瘀血の結果生じたものと考えられてきた．

　　また，外傷によって血管外に露出した血は生理的な活性を失い，凝固して瘀血となる．外科的な手術，人工中絶も外傷と同様に瘀血を形成しやすい土壌をつくると考えられてきた．出産直後は瘀血を生じやすく，悪露がきれいに排出されないと産後の瘀血が形成されると考えられてきた．妊娠中には凝固系が促進され，線溶系が抑制されるが，この現象と関係があるのかもしれない．

　　瘀血が生じやすい環境には，他に精神的要因がある．慢性的に精神的ストレスがかかると気のめぐりが停滞する．精神的にはある感情が定着して悶々とすっきりしない．身体的には筋緊張が強くなり，増悪時には痛みを生ずるようになる．気のめぐりの停滞（気滞☞p72参照）は，血のめぐりの停滞と直結している．瘀血は「感情の不摂生の結末」でもある．精神的ストレスが器質的疾患という結末を引き起こすというのは東洋医学独特の考え方である．

　　また，瘀血は，理性を失った強い興奮性の症状などの精神症状や，のぼせ（頭部の瘀血）などの身体症状を起こし得る．例として，月経前症候群，更年期症候群が挙げられるが，主病態には気滞，瘀血が関与しているとされている．特に月経前には気滞が生じやすいために，瘀血も形成されやすい．

瘀血の代表的症状と所見

	部位など	症状
自覚症状	精神症状 頭部 筋骨格 腹部	焦燥感, いらいら, 怒りっぽい のぼせ, ほてり 筋肉痛, 凝り 固定した刺すような局所痛
身体所見	口唇 舌 皮膚 月経	暗赤色 暗紅または紫色, 舌下静脈怒張 色素沈着, 静脈瘤, クモ状血管腫 血塊, 経血暗赤色

[三浦於菟：実践東洋医学, 東洋学術出版社, 2018 を基に著者作成]

2) 瘀血の処方

瘀血の基本的処方は, 桃仁, 牡丹皮という駆瘀血（活血）作用を有する桂枝茯苓丸である. センノシドを有し瀉下作用を有する大黄は, 駆瘀血（活血）作用も併せ持つ. 大黄含有処方には桃核承気湯, 大黄牡丹皮湯が挙げられ, 瘀血に対する効果がより強い. 桃仁, 牡丹皮以外の紅花, 蘇木という駆瘀血（活血）薬を使った通導散は, 大黄は含むものの, 桃核承気湯, 大黄牡丹皮湯よりも瀉下作用が緩和で, 慢性的な瘀血を治療するのに適している.

瘀血は慢性的な気滞の結末ともされている. 気滞の関与を疑う場合には芎帰調血飲もよい適応である.

瘀血と痰飲の合併した局所化膿性炎症に用いるのが腸癰湯, 大黄牡丹皮湯である. 大黄牡丹皮湯は大黄を含むので下痢を引き起こす可能性がある. その際は大黄を含まない腸癰湯がよい（☞p76 参照）.

3) 水（津液）の質的変化 "痰"

もともとは喀出される痰のイメージに始まり, 呼吸器疾患に限らない全身の病態を意味するように広がった概念である. "飲"が「さらさらな水」を意味しているのに対して, "痰"はより粘稠で「べっとりとした水」を表している. 痰は水（津液）が質的な変化を受けた病理産物である. 飲と異なり, 痰になると再利用は難しくなる.

痰と飲は明確には区別できず, 臨床的には, 「痰飲」として合わせて用いら

れることが多い．肺から喀出される痰以外に，**消化しそこなった**水分も痰の一部である．嘔吐，下痢という形で体外に排出される場合もあるが，消化管に停滞（消化管の浮腫のようなものかもしれない）して，胃のもたれ感などを生じる場合がある．痰飲は食事の不摂生の結末でもある．

化膿性炎症の滲出液も水（津液）が変化したものである．痰飲により起こる症状と考えられているのは，重だるさ，頭重感，めまい，喉の痞え，しびれなどがあり，反復性で慢性化しやすく，訴えも執拗な場合が多い．このような場合，実際に痰を目で見ることはできないが，「痰が貯留することによって症状が起こる」という仮説が立てられてきた．

他に訴えが迂遠で「べっとりとまとわりつく」ような**粘着質**の印象を与えるときに痰の存在を考えて治療する場合もある．

痰飲の代表的症状と所見

	部位など	症状
自覚症状	精神症状	気質　重だるさ，粘着質
	頭部	頭重感，めまい
	咽喉部	咽喉頭異常感
	四肢	重だるさ，浮腫，しびれ
身体所見	舌	べっとりとした苔，舌の浮腫（胖大）
	皮膚	湿疹，水疱，滲出液
	循環器	動悸
	呼吸器	喀痰，痰がらみ
	消化器	胃もたれ，嘔吐，下痢
	四肢	浮腫，関節腫脹
	泌尿器	膀胱炎

［三浦於菟：実践東洋医学，東洋学術出版社，2018 を基に著者作成］

4）痰飲の処方

飲には五苓散のような茯苓，白朮（または蒼朮），沢瀉，猪苓のような利水作用があるものが用いられる．膀胱炎に頻用される猪苓湯，五淋散では，消炎，利尿作用がより強化されている．水滞に近い概念である．

痰では半夏，陳皮という生薬の組み合わせが用いられる．二陳湯という処方が基本骨格である．その組み合わせを利用した処方に，六君子湯，抑肝散

加陳皮半夏（か ちん ぴ はん げ），竹茹温胆湯（ちくじょうんたんとう）などが挙げられる．

痰飲の代表的症状と処方例

部位など	症状	処方例	
		飲	痰
精神症状，気質	重だるさ，粘着質		二陳湯
頭部	頭重感，めまい	五苓散	半夏白朮天麻湯
咽喉部	咽喉頭異常感		半夏厚朴湯
四肢	重だるさ，浮腫，しびれ	防已黄耆湯	
舌	べっとりとした苔，舌の浮腫（胖大）		二陳湯
皮膚	湿疹，水泡，滲出液	越婢加朮湯	薏苡仁
循環器	動悸	苓桂朮甘湯	
呼吸器	喀痰，痰がらみ		竹茹温胆湯，清肺湯
消化器	胃もたれ，嘔吐，下痢	胃苓湯	半夏瀉心湯
四肢	浮腫，関節腫脹	桂枝加朮附湯 防已黄耆湯	二朮湯
泌尿器	膀胱炎	猪苓湯，五淋散	

［三浦於菟：実践東洋医学，東洋学術出版社，東京，2018 を基に筆者作成］

🎓 **さらに学びたい方のために**

Tanaka K, et al：A review on the mechanism and application of keishi-bukuryogan. Front Nutr, 2021.
<https://www.frontiersin.org/articles/10.3389/fnut.2021.760918/full>
［最終確認：2022 年 11 月 1 日］

4　Advanced！
東洋医学的に病態を捉える

　　五臓と経絡の理論は，複雑な症状を体系化するための紐づけツールである．また，東洋医学の五臓・経絡では，体液病理説（気血水）を基本としつつ，部分的に固体病理説（臓腑）をハイブリッドしたような構造になっている．

A　五臓

 POINT ─────────────────────

- あらゆる身体活動・精神活動を5つの系統に分類
- 5つの系統は互いに促進系，制御系でバランスを保っている

　　東洋医学の五臓は解剖学的な臓腑を意識してつくられた概念であるが，その意味する内容はかなり拡張されている．抽象的な内容も多く，丁寧に捉える必要がある．

① あらゆる人体の機能を5つの系統に分類

　　東洋医学では人体の機能を5つに分類し，機能系統の機能低下，または機能系統間の相互関係により，病態を説明しようとしてきた．各機能系統には，それぞれ臓器の名称（肝・心・脾・肺・腎）がつけられ，さらに他の臓腑とも関連づけられている．現代医学の生理・病理と似ている点もあるが，異なる点の方が非常に多い．解剖学的名称にとらわれず，一種の「記号」のような形で学んでいくとよいかもしれない．特に肝・脾・腎は，臓器名の印象とは異なり，東洋医学独特な機能を有している．

五臓の主な機能

	主な担当機能	関連する臓腑	主な関連症状	関連する感情
肝	感情の処理	胆	いらいら，抑うつ，筋のこわばり	怒
心	循環機能	小腸	動悸，不眠，多夢	喜
脾	消化機能	胃	食欲不振，下痢，胃もたれ，腹部膨満	思（思い悩み）
肺	呼吸機能	大腸	鼻汁，声のかすれ，咳嗽，	悲
腎	泌尿・生殖	膀胱	泌尿・生殖機能低下	恐　驚

1）脾

　消化活動を支える機能脾が解剖学的に何を指すのかについては長らく議論がある．東洋医学では，概念的な解剖図譜を用いてきた．そこには"脾"が胃など消化管にまとわりつくような形で書かれ，腸管の消化吸収を補佐する機能を有するとされてきた．解剖学的に「胃など消化管にまとわりつくような形」から考えられるのは，膵臓や大網を含む腸管周囲の動静脈，リンパ管などであり，これらは脾の概念に含まれていた可能性がある．たとえば，脾の機能低下に用いる六君子湯は，グレリンという消化管ホルモンの分泌を促進し，食欲を回復させる作用がある．このことから，脾の概念は，現代医学的にみれば，消化活動を支える代謝内分泌機能も意味していたと考えられる．

2）肝：人間の「器」としての肝（きも）

　五臓のなかでも，臓器の名称と機能が最も乖離しているように思われるのが，"肝"である．肝（きも）と読み替えると東洋医学の発想に近くなる．「肝っ玉が大きい」「肝が冷える」など，口語で用いられているように人間の「器」を意味する．世の中の事象に対して，引き起こされるあらゆる感情を処理し，**経験値**へと変換していくのが肝である．

　大きなストレスがかかると「器」で受け止められず，感情が乱れることがある．原始的な感情である怒りが肝の機能不全で出現するとされている．抑肝散は特に「肝の機能亢進を抑制する」という意味で作られた処方である．

　しかし，肝という概念が現代医学の肝臓と全く関係がない訳ではない．肝に対応する臓器は胆である．その肝胆系の炎症に，小柴胡湯や大柴胡湯など柴胡を含む処方が用いられてきた．小柴胡湯はウイルス性肝炎にも処方さ

れ，一定の効果があった（しかし，肝硬変の場合はインターフェロンと併用すると，間質性肺炎への発症頻度が高まるため，現在では禁忌となっている）．一方で，小柴胡湯・大柴胡湯は，肝胆系の炎症以外にいらいら，抑うつ症状など精神症状にもよく用いられている．このことから，肝の機能は主に"肝（きも）"という意味での精神活動を指しているが，肝臓という臓器も意識されていたと考えられる．

　このように，"肝"という機能系統にアプローチすることで，その機能系統が含む精神症状，身体症状の双方に効果が期待できる．これは東洋医学独特のアプローチである．

3）腎：下腹部の臓器である泌尿，生殖機能と関係が深い

　東洋医学において，"腎"は「aging clock」そのものと考えられており，身体・精神活動の予備能を腎という言葉に集約している．しかし，腎臓という臓器よりも，加齢に伴う種々の機能低下を含む広範囲の概念である．たとえば，「年を取った」「年のせい」と自覚する症状の多くは腎と関係がある．「馬力が出ない」「踏ん張りがきかない」「体力が落ちた」「髪が薄くなった」「耳が遠くなった」「腰が痛い」「性欲が減退した」などの症状は，いずれも腎の機能低下（腎虚）によるものである．

　まず，腎は泌尿，生殖機能を支えている．そのため，加齢に伴う夜間頻尿，失禁，残尿感などの泌尿器症状，更年期症候群，性機能低下などの性ホルモンの減退に対しては，腎虚と考えてアプローチする場合が多い．不妊症の一部にも腎虚が含まれている．

　他に，腎は「馬力」「踏ん張り」を効かせる腰部の筋・骨の強さにも関係している．腎虚の初期症状は「腰がだるい」に始まり，加齢とともに腰部の痛み，しびれを生じやすくなる．この過程は「加齢によって，腎の機能が低下し腰を支える筋・骨の力が減退している」と考えられている．一例として，非定型腰痛はこのような腎虚の病態と考えて治療する場合が多い．

② 1つの機能系統の中には，身体機能と，精神活動とが結びづけられている

五臓の中に脳は含まれていない．なぜこのようなことが可能なのであろうか．それは，脳の精神活動は，五臓にそれぞれ配分されているためである．

東洋医学では，精神・身体という分類は行わず，いずれも五臓の機能系統に混在させている．そのため，身体化された症状を解釈しやすいモデルとなっており，精神症状と身体症状を同時にアプローチすることが可能となっている．

各機能系統には，それぞれ関連する感情が紐づけられている．

1）"心"は「責任」に対する負担感と関係があり，それを助けるのは喜びである

"心"に関連する感情は，喜びである．なぜ，循環器系統の心に喜びが関与するのだろうか．例えば，罪の意識を感じた時，自省の念を感じる時，私たちは胸に手を当てる．また，重責を担った場合には，眠れない日々が続き，深く眠れず嫌な夢を見，意図しない形で動悸という症状が出現し，動揺する．これらの症状はいずれも東洋医学の心の病理と関係している．このような心の負担の助けとなるのは，喜びの感情である．苦労の末得られた達成感はその一例である．喜びとは positive で成熟した感情であるが，過度の喜びでは，心を病み，「気がふれる」と考えられている．

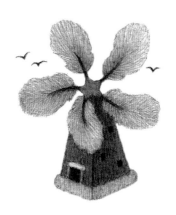

2）"肝"は，特に怒りの感情を処理している

"心"が責任感と関係があるのに対して，"肝"は他罰的で攻撃的な傾向がある．これは，ある種の**強さ**を表している．"心"が君主，"肝"が将軍と比喩されてきたのは，"肝"が"心"を感情的にも守っているからである．"心"，"肝"の強さは個々人によって異なっているが，東洋医学では，感情の安定感を得るためにはバランスが大切と考えている．

3）消化器系統（脾）が弱いと思（思い悩み）の感情が生じやすい．

機能性ディスペプシア，過敏性腸症候群などは消化器症状とともに「くよくよ思い悩みやすい」という性格傾向があるとされている．現代医学でも心身相関，腸脳相関といわれる領域である．

東洋医学には，"感情の消化"という考え方がある．感情もまた食物のように受容され，経験という糧を得た後は排出され，過去のものとなる．それでは，"感情が未消化"となった場合とはどのような状況であろうか？　たとえば，過去のことを何度も反芻して，くよくよするという感情が挙げられる．機能性の「胃もたれ」「お腹が痛む」「お腹が張る」といった症状は，"脾"の機能が弱いために起こるが，「過去のことを何度も反芻して，くよくよする」というのも過去の感情が消化されず，いつまでも停滞しているというのも"脾"の機能低下である．

"脾"は意欲とも関係している．食物が正常に消化されて初めて，健常な食欲がもたらされる．感情も同様で，過去のことが正常に**消化**されることで，未来と生きる力，つまり健全な意欲が生じてくるのである．

4）呼吸器系統（肺）が弱いと悲しみの感情が生じやすい．

東洋医学の肺は，現代医学の肺の概念と共通している部分も多い．しかし，関連する感情として「悲しみ」を挙げているのは東洋医学独特の考え方である．ここでいう「悲しみ」とは，「空虚」「虚しさ」「憂い」などの感情が出やすく，自己卑下的で神経質の傾向がある．また，声の大きさ，性質も肺の強弱と紐づけているのも東洋医学の特徴である．声が小さく，かすれ声，小さいため息などは肺が弱い（肺気虚☞p50 参照）所見である．逆に，声量が大

きく太く，良く通り，呼吸がゆったりと深い状態は肺が強いという所見である.

"腺病質"という結核に罹りやすい体質というような考え方があった．東洋医学では，結核に罹患しやすい体質と，アレルギー体質，筋肉質という体型，神経質な性格傾向とを結びつけて"解毒証"と呼んでいた．"解毒証"とは，このように結核など呼吸器疾患と体型，「悲しみ」にあたる性格傾向とを紐づけしたものである．"解毒証"に使用される処方に柴胡清肝湯，荊芥連翹湯がある．現在では，非定型抗酸菌症の感情不安などにこの考え方を用いることがある.

5）腎が弱いと恐れの感情が生じやすい.

「年を取ると丸くなる」というのは前向きな捉え方だが，「立場を失う恐れ」や「変化に対する恐れ」などから保守的になっていくというのも加齢による腎の低下と考える.

6）肝と心の精神的ストレスの受け止め方の違い

精神症状というと東洋医学の「肝」と結びつけられて，抑肝散など柴胡を含む処方が選択されることが多い．ストレスを「肝」で受け止めたときには，いらいら，攻撃性など，他罰的な症状が現れやすい．ストレスを「心」で受け止めたときは，動悸，不眠，多夢などの症状が現れやすい．「心」で受け止める傾向は，管理職などで，負担を引き受けるしかない立場の方に出やすい.

動悸は経過観察可能なものも多いが，東洋医学的な背景では過度の心労の危険信号と捉えている.

③ 機能系統の間での相互作用（促進系，制御系）で，5つのバランスを維持

それぞれの機能系統は，単独ではなく，相互に依存しあっている．そのため，ある機能系統の異常には，他の機能系統が関与していると考える．たとえば，脾の異常を肝から治療したり，肺の異常を脾から治療したりする場合がある.

「ストレスがかかるとおなかが痛くなって下痢をする」とは，ストレスによって生じる感情の処理（肝）が十分に働かず，その影響が消化機能系統（脾）に及び下痢をするというように考える．そのために肝の機能を正常化する四逆散と脾の機能を高める六君子湯を併用するというアプローチを行う．

また，COPD という肺の疾患に対して，脾の機能を高める補中益気湯が用いられるのは，脾の機能を高めると肺の機能も高まるという機能系統間の関係性を利用した治療である．

④ 臓器名とは直接関係なさそうな機能も含めている

1）"肺"は感染防御と関係

「感冒に頻回に罹患する」というのは"肺"の気虚の所見である．肺気虚は，肺活量など呼吸機能検査と一部関連しているかもしれないが，他に「風邪をひきやすい」「声がかすれる」「声が小さい」「声が通らない」「呼吸が浅い」「声を出すのに疲労感を感じる」などの検査異常のない他覚的所見も含んでいる．声を使う職業の方で，もともと肺気虚傾向の場合は要注意である．「講演の最後で声がかすれてきて，咳き込む」というのも有意な所見である．肺気虚の方が感冒に罹患した場合，咳が遷延し，痰の喀出にも苦しむ場合が多い．

肺気虚では，呼吸器感染症に掛かりやすいと考えられてきた．COPD の多くは肺気虚に当てはまり，治療には補中益気湯がよく用いられ，報告例もみられる[1]．

2）"脾"と倦怠感

消化器系統が弱いと倦怠感を生じやすい．"脾"は機能系統の 1 つに過ぎないが，食物を身体に取り入れ，"気"へと変換させる重要な役割を担っている．そのため，"脾"が機能低下をしていると（脾気虚）と容易に全身的に気が不足（気虚）しやすくなる．倦怠感に対しての治療は，全身の気を補うのも，"脾"の機能を高めるのも，同時に行うことになる．

3)月経の調整を行う"肝"

　生殖機能の潜在能力は"腎"が担当しているが，月経周期の調節は"肝"が担当している．月経周期により感情は大きく影響を受けるため，感情の処理を担当する"肝"の機能系統に含まれているのである．月経前症候群はその代表例である．月経に伴う感情の波には"肝"からアプローチする．

4)"肝"と睡眠

　人体は安静時，入眠時には骨格筋の血流量を減らして，余った血液は下大静脈や門脈に貯留される．東洋医学では，"肝"がその機能を担当し，四肢の血を"肝"に貯留することで，日中と夜間の全身の循環血漿量の分布を変化させている．また，夜間に"肝"が血を十分に貯留することによって精神的な安定が得られ，良好な入眠へと移行すると考えられてきた．

　"肝"は肝（きも）と読み替えられるように，感情の処理を行っている．そのため，日中に処理しきれない精神的ストレスがあると，睡眠時の"肝"への血の貯留量が減少し，入眠困難となる．その場合には酸棗仁湯や抑肝散を用いて，"肝"への血の貯留量を促進し，静まらない高ぶりを緩和する．緊張感，不穏感，疲労感，頭重感，だるさの5項目で有意な改善が期待できるのが抑肝散である．他に睡眠構造を維持した状態で睡眠の質（安定性）を改善させるとの報告がある[2]．なかでも，最も有意なものは緊張感であると考えられる．日常生活の不平・不満などで怒りの感情を抱えている場合で，それが表出されていても，いなくてもよい適応である．歯ぎしり，むずむず脚症候群などによる睡眠関連運動障害にも有用である．

🎓 **さらに学びたい方のために**

三浦於菟：実践東洋医学　第3巻　臓腑理論篇，東洋学術出版社，千葉，2019
加島雅之：漢方薬の考え方，使い方，中外医学社，東京，2014

📖 **文　献**

1）Hamada H, et al：Effects of Hochuekkito combined with pulmonary rehabilitation in patients with chronic obstructive pulmonary disease. Exp Ther Med **16**：5236-5242, 2018
2）Ozone M, et al：Effect of Yokukansan on psychophysiological insomnia evaluated using cyclic alternative pattern as an object marker of sleep instability. Sleep Biol Rhythm **10**：157-160, 2012

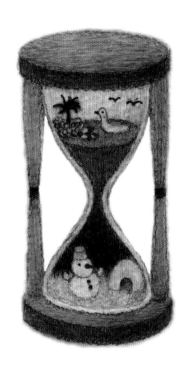

B 経絡

📝 POINT

- 経穴は身体表面の反応点であり，治療点でもある．
- 経絡は身体表面を支配領域と考え，臓腑・六経と関連づけられる
- 腹診は経絡・経穴の応用である

① 東洋医学の体表解剖学，症候学の宝庫

　"ツボ（経穴）"と知られているのは，身体表面の一種の**反応点**である．東洋医学では，経穴を用いて，複数の身体症状を体系立てて診断に生かす診断的側面と，体表部を刺激することで，体内の気血の動態に働きかける治療的側面とに利用している．

　WHO の国際基準では，経穴は，体表面に 361 種存在するとされている．経穴の実態とは何なのか？　鍼灸の科学的検証では，鍼による触覚・痛覚への刺激，灸の熱刺激が，感覚受容器に働き，Aα，Aβ，C 神経を興奮させるなどの機序が報告されている．経穴は感覚受容器が反応しやすい箇所でもあると同時に，疼痛性疾患で痛みを生じやすい**敏感**な部位でもある．筋腹や腱の周囲，筋膜，関節周囲など体表面に凹凸のある場所に多くの経穴が配置されている．

　経絡とは，体表面の 361 種以上の経穴を"気血"の通り道として連結させ，さらに五臓など臓腑の概念を組み込んで体系化したものである．詳細は成書を参考にされたい．

② 身体症状を紐づけた診断

　経穴は凝り，しびれ，痛みなどの異常感覚を感じやすい部位でもあり，患者の主訴と重なっている場合が多い．また，東洋医学の「内臓の変化は体表面の反応点に現れる」という考え方に基づき，経絡は臓腑と関連づけられて

いる．経穴を診断に生かしているものに腹診がある．

③ 腹診

　　腹診では，腹部の経穴と経絡の走行から，腹部における**臓腑の支配領域**を定めている．「内臓の変化は体表面の反応点に現れる」という考え方に基づき，腹部における**臓腑の支配領域**の不快感，痞え，痛みなどの自覚症状や触診上の冷感・熱感，張り，"しこり"，圧痛などの所見を診断につなげている．

　　胸脇苦満とは，"肝（胆）"の**支配領域**である季肋部の反応を表現したものである．季肋下に胸部に向けて手指を深く入れるように触診し，同部の筋緊張の強弱による抵抗，圧痛の程度を観察するものである．"肝（胆）"の**支配領域**であることから，ストレスに対する身体の反応（気滞）をみていることになる．

　　心下痞は心窩部の痞え感という自覚症状，心下痞硬は触診にて硬く痞えがあるような客観的所見を表す用語である．"脾（胃）"の**支配領域**であるために，消化器の反応を主に観察している．

　　小腹不仁の小腹とは下腹部を表している．武道で，「腹が座る」「腹に重心」という場合の腹とは下腹部の**丹田**を指している．体表部位では気海，関元などの経穴にあたる．ここでは，身体の潜在的な**強さ**である腎を観察している．気海，関元の触診にて，手指が抵抗なく沈んで行く場合，腎虚の存在を示唆している．

④ 所見を前面，側面，後面に分けて考察

　　実際の経絡の走行は非常に複雑である．そのため，ここでは，身体の前面，側面，後面という領域に分けて考察する．経絡の名称から前面，側面，後面を，それぞれ"陽明"，"少陽"，"太陽"とする．この名称は次項の六病位にも使用されている．

1）身体の前面（陽明）　消化管症状との関連性

　　顔面，体幹の胸腹部に当たる身体の前面では，経絡では胃，大腸など消化管に関係したものが多く走行している．前頭部痛，副鼻腔炎，口唇炎，口内炎では，消化管症状の有無と関係があるかを問診，腹診などで判断する．

2）身体の側面（少陽）　ストレスに対する反応を観察

　　側頭部，体幹側面は肝（胆）の系統が奏功している．そのため，精神的負荷に対する身体化症状を観察するのに良い場所である．胸脇苦満は身体側面の観察部位の1つである．また，生殖機能も肝（胆）の機能系統が担当しているために，特に月経前には気血が停滞しやすく，肝（胆）の経絡の走行する側部の経穴の張り，圧痛などの**反応**が強く出やすい．側頭部痛，顎関節症，肋間神経痛，月経前の乳房痛などは，いずれも身体の側面の症状であり，身体化症状の例である．

3）身体の後面（太陽）　寒冷刺激に注意

　　1つは「耐寒防御力」に関係する．感染症の初期（太陽病期）では，発熱とともに悪寒を自覚する．特に背部のぞくぞく感は，背部の「耐寒防御力」が失われたためと考える．もともと冷え性で寒冷刺激に弱い場合は，"熱量"が少ない陽虚の病態が存在し，"耐寒防御力"が弱い．陽虚の場合は，感染の有無を問わず，寒冷刺激のみでも悪寒のような症状を生じる．また，慢性の経過，加齢によって，「耐寒防御力」が低下している腎陽虚（☞p105参照）の場合には，感染症も急速に悪化しやすい．

　　もう1つは後頸部，肩，背部，腰部の凝り，痛みの原因を「腰背部を支える筋群の疲労」とする考え方である．全身の筋緊張を調整する肝，腰部の筋・骨を支える腎という機能系統が低下してくると，身体の後面の筋緊張が昂じ，しびれ，痛みが生じやすくなる．画像上の変化が現れる機能的変化の段階から，"肝"，"腎"の機能系統へアプローチするとよい．

4）体表部への刺激により体内の気血の動態に働きかける治療

　　伝統的なアプローチと現代鍼灸的アプローチの2つがある．

伝統的なアプローチの例として腹診がある．腹診では，所見と処方とが紐づけられている．なぜ，このようなことが可能なのであろうか？　それは，腹診が，腹部における**臓腑の支配領域**，経穴，経絡の理論に由来してつくられたものであり，本来，所見と処方の間には一定の病態解釈が介在している．

　胸脇苦満では，小柴胡湯，大柴胡湯，柴胡加 竜 骨牡蠣湯（さいこ か りゅうこつ ぼ れいとう）など柴胡を含む処方，心下痞硬では半夏瀉心湯（はん げ しゃしんとう）や人参湯（にんじんとう），小腹不仁では八味地黄丸（はち み じ おうがん）などの処方が選択される．

　現代鍼灸的アプローチとは，疼痛，しびれを感じる部位を解剖学的に捉える．患部の皮膚，筋肉，腱，筋膜に対して，鍼，灸などを用いて直接刺激することで，症状緩和を試みる，理学療法により近いアプローチである．

5) 代表的な経穴例

　伝統的なアプローチの中で，ユニークな作用を有する経穴を挙げる（図）．

　至陰（しいん）：「逆子のつぼ」として知られ，灸など温熱刺激を行うとよい．第5趾外側爪甲根部に位置．

　三陰交（さんいんこう）：月経の諸問題に対して用いられる．"瘀血"の経穴である．足内果から手指4本程度上に位置．

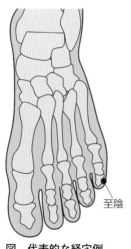
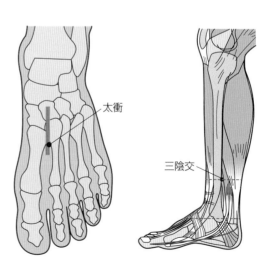

太衝

三陰交

至陰

図　代表的な経穴例

太衝（たいしょう）：肝の気滞の経穴である．ストレスの反応点であり，圧痛の有無を診断に生かす．無意識に趾に力が入って反り返っている場合も気滞の有意な所見である．第 1，2 趾中足骨間に位置．

🎓 さらに学びたい方のために

川喜田健司，矢野　忠（編著）：鍼灸臨床最新医学―メカニズムとエビデンス―，医歯薬出版社，東京，2013
藤本蓮風：鍼灸治療 上下・左右・前後の法則―空間的気の偏在理論その基礎と臨床，メディカルユーコン，京都，2008
藤本蓮風：経穴解説，メディカルユーコン，京都，2013

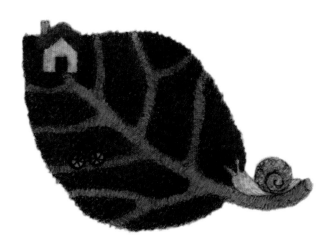

C 病期〜病の慢性化の推移（傷寒論を読む場合）〜

📝 POINT

- 六病位は疾患の軽重の推移（病期）と症状の部位の差異（病位）を表現
- 五臓、経絡理論と一定の関連づけがなされている

六病位とは、「感染症マニュアル」のような存在である『傷寒論』に基づいた考え方である．感染性疾患の推移を病勢と生体の防御力の拮抗バランスによって6段階で示したものであり，各段階には症状と治療法とが解説されている．感染症の初期から慢性期という時間的ベクトルと，生体の防御力の低下による重症化への推移を表しているために，「病位」は「病期」と言い換えても良いかもしれない．一方で，6段階ごとに症状の部位が移動する．そういう意味では「病位」である．

この6段階の病期の考え方は，感染性疾患に限らず，他の急性疾患，慢性疾患にも応用されている．"日本漢方"と言われる場合は，『傷寒論』ベースのOSを起動させていると考えた方がよい．実臨床では，五臓・経絡の理論と，『傷寒論』の六病位を同時に起動させると，理論的基盤が混乱する場合がある．臨床的にはどちらかを選択して診断・治療する方がよいと感じている．感染症に対しては『傷寒論』の六病位の理論がより有効である．

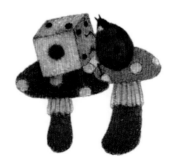

六病位の表裏，症状，治療法

	六病位	病位	主な症状	主な治療法
陽病	太陽病	表	悪寒（背部ぞくぞく），発熱，身体痛（後頸部，肩，全身の関節）	身体を温め発汗を調節する．桂枝湯，麻黄湯，葛根湯
	少陽病	半表半裏	嘔気，嘔吐，口の苦味，粘つき，往来寒熱，胸脇苦満	消炎しながら，気のめぐりを改善する．小柴胡湯
	陽明病	裏	高熱，熱感，口渇，発汗過多，腹痛，便秘	消炎作用を強化して気血の消耗を防止．積極的に排便させ，病原の体外排泄を試みる．白虎加人参湯，小承気湯・大承気湯
陰病	太陰		食欲不振，軟便，下痢，しくしくとした腹痛	脾の機能低下．脾気虚または脾陽虚．人参湯
	少陰		代謝活動の低下，強い冷え，未消化下痢	心と腎の機能低下．心陽虚，腎陽虚．真武湯
	厥陰		代謝活動のさらなる低下，ほてりと冷えが混在	肝の機能低下．体温調節機能の破綻．エキス剤なし

[三浦於菟：実践東洋医学　第3巻　臓腑理論篇，東洋学術出版社，東京，2019．加島雅之：漢方薬の考え方，使い方，中外医学社，東京，2014を基に筆者作成]

① 陽病，陰病〜抵抗力の強弱とは身体の「熱量」〜

　病原の勢いと身体の抵抗力とのバランスの拮抗により陽病，陰病の2段階がある（この場合の"病原"とは，感染源である微生物を指している）．病原に対して気血を動員して激しく戦っている段階を陽病という．特に『傷寒論』の場合は，気の「熱量（身体を温める機能)」こそが，病原体を撃退するために不可欠と考えており，「熱量」が維持されている段階が陽病（期）である．

　疾患が遷延して気血を消耗した場合，またはもともと陽虚，気虚などがある場合，病原に対して十分な抵抗力が示せない段階を陰病という．

　陽病をさらに初期，中期，後期の3段階に，陰病をさらに初期，中期，後期の3段階に分類すると六病位となる．感染初期は太陽病で始まり，遷延化するに従い少陽病へ，さらに陽明病へと移る．

② 病位は体表部（表）から体内（裏）へ

　　太陽病（感染初期）には，背部に感じるぞくぞくとした寒気，頭痛，関節痛など身体痛を**体表面**で感受する症状が多く，病位は表にあると考えられてきた．少陽病期となると熱感，悪寒を繰り返し，嘔気など消化器症状も現れる．この段階では，体内の臓腑（裏）にまで病位は移っていないが，体表部よりも深くなっているとため，半表半裏と呼ばれている．さらに体内の臓腑に病位が移り，腹痛，便秘などの消化器症状が生じた段階は陽明病となる．陰病では臓腑にまで疾患が及び，五臓の機能低下が各段階でみられる．

③ 五臓・経絡理論との一定の相関

　　経絡の名称から太陽は後面，少陽は側面，陽明は前面と述べた．六病位においても太陽→少陽→陽明と移行するに従い，症状も後面（背部悪寒，筋緊張）→側面（胸脇苦満）→前面（腹痛，便秘）へと移行する．太陽，少陽，陽明という同じ名称を経絡にも六病位にも用いている．そのため，切り口は違っても共通点がある．

　　五臓理論と六病位にも共通点がある．太陰病は脾陽虚，少陰病では腎陽虚の病態とほぼ類似している．そのため，“日本漢方”では脾陽虚を太陰病，腎陽虚を少陰病と翻訳した形となっている．

　　また少陽病期には“気滞”に類似した病態が生じている．病位が半表半裏に局在して，一進一退の状態は，東洋医学的には「気がうっ滞している」と考えることができるのである．

コラム9 『傷寒論』の対抗馬？ 温病学とは

　『傷寒論』は，寒という漢字から，感染症全般ではなく寒冷期に限定した適応という説もある．実際に中国の南方の熱帯，亜熱帯では，『傷寒論』とは異なる疾患の推移が報告されていた．発症初期から高熱で悪寒がなく，咽頭の発赤，腫脹，疼痛など炎症所見が甚だしい場合，慢性期にも冷えが見られず，熱感が強い場合などである．そのため，『傷寒論』と別の対応が必要という見解が出され，清代にまとめられた学説を温病学という．

🎓 さらに学びたい方のために

....

三浦於菟：実践東洋医学　第3巻　臓腑理論篇，東洋学術出版社，千葉，2019
加島雅之：漢方薬の考え方，使い方，中外医学社，東京，2014

（ **III** ）

各　論

〜 東洋医学科での処方の実際：漢方が有効だった 15 ケース 〜
「東洋医学の OS をインストールすると，
どのような思考プロセスが展開するのか？」
「科の枠を超えた横断的な臨床とは？」

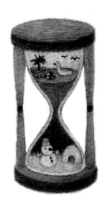

CASE 1

8 ヵ月前から心窩部痛，ピロリ菌陰性，精神症状なし（60 歳代，男性）

──────────── • 総合内科からのコンサルト ✎ • ────────────

　8 ヵ月前より心窩部の痛み，両季肋部の痛みと圧迫感を自覚するようになり，当科にて上部消化管内視鏡を含めて精査しましたが，器質的な異常は否定的でした． *H. pylori* は陰性です．

　また，心因性も考慮して心療内科へコンサルトしましたが，精神症状は認めないことから，可能性は少ないとのことでした．種々の内服も行いましたが，効果を認めておりません．腹部を診察すると，腹直筋が緊張しているようです．

　ご多忙のところ恐れ入りますが，貴科にてご高診，加療のほど，よろしくお願いいたします．

❏ 東洋医学科で診断のポイントとなった所見

　①鳩尾が圧迫され，重苦しい．筋肉が硬くなっている感じ（心窩部と季肋部）．
　②冷たいものを飲食すると下痢っぽくなる．
　③特に昼食 1 時間後，季肋部が痛くなり，軟便を 2〜3 回繰り返す．
　④食欲はあるが，圧迫感が気になり十分に食べることができない．
　⑤唾がよく出て，切れにくい．
　⑥腹診では，腹直筋攣急と心下痞硬を認める．
　⑦身長 158 cm，体重 47 kg（3 年前：54 kg）

❏ 診　断

消化機能低下と“冷え”

　冷たいものの飲食で下痢をすること，やせ型，体重減少で胃腸虚弱（脾気虚☞p6，50 参照），腹診所見から，消化機能低下と“冷え”が共存した病態（脾陽虚☞p7，60 参照）と診断した．

❏ 診断にいたる思考過程

①「鳩尾が圧迫され，重苦しい．筋肉が硬くなっている感じ（心窩部と季肋部）」との自覚症状に合わせて，⑥腹診上，腹直筋攣急（☞用語解説）と心下痞硬（☞p54 参照）を認めた．

心窩部から腹直筋に及ぶ筋緊張の硬さが特徴的であり，内科的な精査がなされていなければ，急性腹症として腹膜炎も鑑別に入れて腹部 CT など緊急に精査を行わなければいけないと考えるほどの印象であった．普段の東洋医学外来でみる心下痞硬，腹直筋の緊張よりも非常に顕著であった．

②「冷たいものを飲食すると下痢っぽくなる」，③「特に昼食 1 時間後，季肋部が痛くなり，軟便を 2～3 回繰り返す」は，消化機能低下に加え，特に冷たいものの飲食が関係しているために，"冷え"を考える．

④腹直筋攣急を伴う「食欲はあるが，圧迫感が気になり十分に食べることができない」という腹直筋攣急所見は，胃腸虚弱のサインであるため，攣急を緩和する芍薬と甘草を合わせる．

⑤「唾がよく出て，切れにくい」とは，東洋医学では消化機能低下の所見として用いている．問診時に口のなかに唾液が泡沫状に溜まってくる場合も，消化機能低下の所見と考える．

⑦身長 158 cm，体重 47 kg で，3 年前の 54 kg に比べて体重減少がみられる．初診時には悪性腫瘍の存在は否定的であった．

用語解説

腹直筋攣急（腹直筋の緊張）

特に腹筋を鍛えている方ではないのに，不自然に硬いと感じられる場合を指す．伝統的には，内臓運動反射による筋収縮ではなく，腹力低下に伴う代償性の腹直筋過緊張とされている．東洋医学の腹力とは "活きの良さ" のようなものを表していて，腹壁を押して弾力性のある抵抗をみせる場合には心身は充実しており，押して抵抗なく陥凹していく場合には心身は虚弱と考えている．腹直筋攣急の背景には腹力の低下，つまり虚弱があることが想定されている．

腹直筋の緊張では，芍薬が配合された漢方薬を使用する目標となる．こむら

返りに用いられる芍薬甘草湯は，腓腹筋攣急のみではなく，局所の血流不足（血虚）による筋収縮と痛みに対し，末梢血管拡張（補血）と筋弛緩作用を有する．腓腹筋攣急，腹痛，月経痛，尿路結石に対する鎮痛・排石促進に応用可．消化管運動を停滞させない利点がある．また，scopolamine butylbromide のように消化管運動を停滞させることもなく，優れた鎮痛薬でもある．

処方する漢方薬はコレ　人参湯，芍薬甘草湯

　本症例では，冷たいものの飲食で下痢をすること，やせ型，体重減少，胃腸虚弱（脾気虚），腹診所見を重視して，人参湯を用いる．また，腹直筋の緊張がみられたため芍薬甘草湯を用いる．

処方上の注意点

　芍薬甘草湯は 1 日量で甘草を 6 g 含む．甘草による高血圧，浮腫，偽アルドステロン症などの副作用は量に関係なく起こり得るが，1 日 3 g を超えるとリスクが上昇するとされる．効果は減弱するが，芍薬と甘草を含む他の漢方薬として，小建中湯，桂枝加芍薬湯，四逆散があり，より安全な選択肢となり得る．

もっと知りたい！漢方薬

①ほかには，どんな漢方薬が効きますか？
・心因性を重視するなら「柴胡を含んだ漢方薬」．
・冷えが強ければ「桂枝人参湯」．
　心因性を重視すれば柴胡桂枝湯，四逆散，大柴胡湯去大黄など，精神的な鎮静作用を期待して用いられる柴胡を含んだ漢方薬も用いることができる．また，より冷えが強い場合には人参湯に身体を温める作用のある桂皮を加えた桂枝人参湯もよい．機能性ディスペプシアという疾患概念であっても，一元的にではなく，東洋医学的には複数のアプローチが可能である．

❏ 経　過

　　日中の人参湯内服に変更した後，下痢は改善し，心窩部・季肋部の圧痛や圧迫感は忍容範囲となり，徐々に消失した．眠前の芍薬甘草湯の内服で胃痛が軽減し，睡眠が良好となった．3年後，経過フォローで施行した上部消化管内視鏡検査にて早期胃がんが見つかり，ESDと腹腔鏡下幽門側胃切除術が行われ，5年後の経過フォローでも再発は認めていない．

　　以後，人参湯は朝1包を継続し，心窩部・季肋部の圧痛や圧迫感は出現していない．

❏ 本症例の注意点

現代医学的な精査を怠るべからず

　　本症例で気になるのは，症状コントロールは良好となったものの，経過フォロー中の上部消化管内視鏡検査で早期胃がんが確認されたことである．漢方薬に限らないが，内服により症状が改善された分，経過中の再精査を怠る場合がある．本症例では，自覚症状は消失したものの，心窩部から腹直筋に及ぶ筋緊張の硬さという腹部所見は，初診時，術前後，症状消失後も変化していない．そのため，特に経過フォロー中における注意深い観察が必要と考えられる．

もっと知りたい！ 漢方薬

②人参湯と，頭痛の頻用薬である桂枝人参湯

　　人参湯に桂皮を加えると桂枝人参湯となり，頭痛の頻用処方となる．このように，たった1つの生薬の違いで使用目標ががらりと変わる場合がある．なお，桂枝人参湯は病名処方では胃アトニーとあり，消化器症状に用いることができる．

③「冷えて下痢」には人参湯，「冷えて腹部膨満」には大建中湯

　　人参湯と生薬構成が似ている処方に，大建中湯がある．どちらも人参と乾

姜を主として，腹部の"冷え"を改善する目標がある．東洋医学の"冷え"の改善は，温度感受性 TPV1 チャネルに，乾姜の 6-shogaol，6-gingerol，蜀椒中の hydroxy-α-sanshool が作用し，腸管運動の血流の増加，腸管運動の促進に作用するとされている．乾姜と蜀椒を共に有する大建中湯は，より腸管運動を活発にするため腹部膨満感などをもたらす腸管運動停滞に用いられる．一方，乾姜は有するが蜀椒を有しない人参湯は，"冷え"は改善するものの，腸管運動促進にはさほど作用せず，むしろ下痢に用いられている．腸管運動促進と止痢の両者の特徴を合わせて，腸管運動を正常化する方法もある．

　30 年来の下痢型過敏性腸症候群をもつ 61 歳男性の症例では，冷たいものを摂取することによる腹部膨満感や下痢の増悪が持続したため，大建中湯（10 g，分 2）と人参湯（5 g，分 2）を併用したところ，症状の改善が得られた[1,2]．

（　）内の数字は 1 日用量				
人参湯	人参（3）	乾姜（3）	白朮・蒼朮（3）	甘草（3）	
大建中湯	人参（3）	乾姜（5）	蜀椒（2）	膠飴（10—20）	
桂枝人参湯	人参（3）	乾姜（2）	蒼朮（3）	甘草（3）	桂皮（4）

④膠原病の二次無効，再燃に対する人参湯の有効性

　膠原病の再燃に対する，人参湯など人参含有漢方薬の併用効果に関する報告がある[2]．人参（*P. ginseng*）は伝統的には強壮，倦怠感の緩和，消化機能低下の改善などに用いられてきた．主要成分は ginsenoside というステロイドサポニンで，この植物種にしかみられない特異的な成分である．ginsenoside には複数の compound（Rb1，Rb2，Rg3，Rh2，Rh3，Rg1，Rg2，Rh1）がある．中枢神経系に作用し，Rb 群は中枢抑制，Rg 群は興奮性と相反する作用も有している．骨髄における DNA，RNA，タンパク質，脂質の合成促進と同化に働く．抗腫瘍，免疫系にも作用するとの報告もある．多くの実験結果があるものの，細胞レベルや動物実験でのもので，ヒトにおいてどのように作用しているかは十分な検証がなされていない．

　膠原病の再燃に有効であった要因として，抗腫瘍効果，腸管免疫，腸内細菌との関係が膠原病の経過に寄与したのではないかという観点があり，今後の科学的検証が望まれる．

📖 文　献

1) 田中耕一郎ほか：下痢型過敏性腸症候群に対し，胆汁酸性下痢と漢方医学的所見に着目して著効した一例．日病総合診療医会誌 **15**：28-29，2019
2) 有光潤介ほか：全身性エリテマトーデスに対して人参湯が有効であった2症例．漢方と診療 **1**：124-127，2010

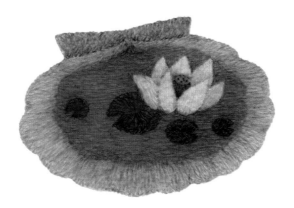

CASE 2　下腹部痛：14 年前に子宮筋腫と卵巣嚢腫手術（50 歳代，女性）

・・・・・・・・・・・・・・・・・・• 総合内科からのコンサルト ✎ •・・・・・・・・・・・・・・

　14 年前の子宮筋腫と卵巣嚢腫術後に，腹腔鏡下の癒着剥離術を 2 回施行しています．2 年前より腹痛が増悪しております．恥骨周囲にも腸管の癒着が強く，再度の腹腔鏡下での剥離術は非常に困難な状況です．大建中湯を使用して，腹痛頻度の減少は認めておりますが，他の東洋医学的な疼痛コントロールの選択肢はありますでしょうか．ご多忙のところ恐れ入りますが，貴科にてご高診，加療のほど，よろしくお願いいたします．

・・

❏ 東洋医学科で診断のポイントとなった所見

　①痛みは手術痕の場合も，お腹のなかが痛い場合もある．

　②14 年前に子宮筋腫と卵巣嚢腫手術，その後，癒着剥離術を 2 回施行している．

　③腹診で臍傍部圧痛（☞用語解説）を認める．

　④舌下静脈軽度怒張（☞用語解説）を認める．

　⑤皮膚の色素沈着傾向，下肢の毛細血管怒張を認める．

　⑥便はやわらかく，1 日 3～4 回の排便がある．

　⑦手足末梢が冷えるが，全体的には冷え性ではない．

　⑧顎関節症，耳閉感がある．

❏ 診　断

消化管癒着と瘀血（末梢循環不全）

　手術後の腸管癒着による瘀血（末梢循環不全）（☞p40 参照）が原因の腹痛と診断した．

用語解説　臍傍部圧痛

　内科的な除外診断が前提であるが，臍周囲の圧痛をいう．最初に体表部を手掌でやさしく触れた後，臍周囲を上下左右に軽く指でなでるようにするとよい．しこりのように多少硬く収斂しているものを触れる場合がある．それを徐々に慣らしながら強く押していくと，不快な痛みを訴える．左側の所見の方が，瘀血の徴候としてはより有意とされている．

用語解説　舌下静脈軽度怒張

　座位では開口のうえ，舌を裏返してもらい観察する．腹診時の臥位の際に開口してもらう方法も，舌に力が入らず観察しやすい．径何mm以上を怒張とするか厳密な定義はないが，色調が紫色で，数珠状であれば確実である．糸状の細さが正常とすれば，臨床的には3mm以上で瘀血としている．

❏ 診断にいたる思考過程

　①「痛みは手術痕の場合も，お腹のなかが痛い場合もある」との自覚症状と，②14年前の子宮筋腫と卵巣嚢腫手術に加え，癒着剥離術2回の既往歴がある．手術侵襲により瘀血が形成されると考えられているため，それが複数回であれば瘀血は重くなる．

　③臍傍部圧痛，④舌下静脈軽度怒張，⑤皮膚の色素沈着傾向は，いずれも瘀血の所見である．

　⑥便はやわらかく，1日3〜4回の排便があるために，瘀血の漢方薬のなかでも瀉下作用のあるもの（大黄など）が選択しにくい．大黄は瀉下に加え，瘀血をとる作用としては最も強く，便秘の場合には非常によい選択肢となる．本症例では大黄の含まれていない漢方薬で，桃仁，牡丹皮など瘀血に使用する生薬が含まれているものから検討することになる．

　⑦「手足末梢が冷えるが，全体的には冷え性ではない」とは，全体としての寒熱を示している．寒冷刺激（気温低下時，冬，クーラー，飲食）により体

調を大きく崩す場合は明らかな寒証であり，瘀血を治療する漢方薬以外に身体を温める漢方薬を併用するとよい．この冷えのパターンはストレスを感じやすく過緊張しやすい患者に多く，気滞（☞用語解説）という病態である．気滞を生じやすい患者は，瘀血も生じやすい．

　⑧顎関節症や耳閉感は，精神的ストレスにより生じ，増悪しやすいと考えられている．⑦と同様，気滞である．本症例の瘀血の形成には気滞があり，精神的なストレスが病態形成に影響していると考える．

用語解説

気滞

　東洋医学で "気" という非器質的なものが停滞しているという概念である．患者の訴えはあるものの，検査異常を認めないものが多く含まれる．たとえば，「お腹が張る」「のどに引っかかった感じがする」「胸が詰まった感じがする」などがある．本症例の耳閉感も「耳がふさがった感じがする」ものの，耳鼻科的な検査異常は認めていない．

　もう１つの意味として，精神的ストレスと結び付けられている．感情は非器質的なものである．ある種の感情，種々の感情群がうっ滞して，「特定のことが気になり続ける」「気持ちがすっきりしない感じ」も気滞に含まれる．

　気滞は身体各部の筋緊張を生み出す．本症例では顎関節症があったが，歯ぎしりや歯の食いしばりもその延長線上で考えることができる．これらは東洋医学では，ある種の身体化と捉えていて，臨床的には抑肝散が用いられる．経絡（☞p53 参照）という考え方からの治療も可能で，鍼灸もよい適応となる．

処方する漢方薬はコレ 〉 桂枝茯苓丸，または桂枝茯 苓 丸加薏苡仁，または大建中湯

　本症例では，瘀血の治療が最初の取りかかりとなる．大黄を含まない瘀血の漢方薬として，これらを選択した．

　桂枝茯苓丸加薏苡仁は，桂枝茯苓丸に薏苡仁が加わったものである．薏苡仁には抗炎症作用や排膿作用があるため，よりよい選択である．痤瘡の病名で処方されることも多いが，伝統的には腹痛に多く用いられてきた漢方薬で

ある．また，同類の処方でありながら，桂枝茯苓丸加薏苡仁の方が桂枝茯苓丸よりも1日の生薬量が多く設定されているため，増量したいときに変更するのもよい．

　大建中湯は伝統的には「消化管の冷え」と消化管運動停滞による腹部膨満感に用いられてきたが，近年は術後イレウスの予防としても広く用いられている．本症例でも腹痛頻度の軽減がみられ，併用することとした．

もっと知りたい! 漢方薬

⑤薏苡仁

　薏苡仁はハトムギであり，食用でもあるが，薬用としても多く用いられてきた．薏苡仁は排膿作用や抗炎症作用を有することから，化膿性炎症に対して他の漢方薬と組み合わせて用いられてきた．現在では，尋常性疣贅に対して単独で薏苡仁が頻用されるようになり，効果を挙げている．薏苡仁は皮膚科領域にも適応があり，また，消化器領域の"腸癰"（☞用語解説）には不可欠な生薬である．滲出液を伴う慢性化した膿瘍に広く用いることができる．

用語解説

腸癰

　東洋医学で腸管の化膿性炎症を指す概念であり，現代の病名でいえば，虫垂炎や大腸憩室炎などが含まれていたと考えられている．

　腸癰の初期治療で用いられてきた漢方薬の代表が，腸癰湯と大黄牡丹皮湯である．現代でも，虫垂炎の初期治療の選択肢にもなり得ると考えられる．

もっと知りたい！漢方薬

⑥ほかには，どんな漢方薬が効きますか？

　大黄が入っていない他の選択肢として，腸癰湯がある．もし便秘傾向があれば，最初は腸管運動を刺激しすぎないよう弱めの瀉下作用と瘀血の改善作用（駆瘀血，活血などと呼ばれる）をともに有する潤腸湯などが選択肢となり得る．瀉下作用を強めてもよい場合は，大黄牡丹皮湯，桃核承気湯など段階的に強めていく．しかし，いずれも1日3回では下痢を引き起こすことが多く，1日1回または2回を眠前に処方して経過をみることが多い．

瘀血に対する漢方薬の構成生薬一覧表（数字は1日用量）

	牡丹皮	桃仁	薏苡仁	大黄
桂枝茯苓丸	3	3	なし	なし
桂枝茯苓丸加薏苡仁	4	4	10	なし
腸癰湯	4	5	9	なし
大黄牡丹皮湯	4	4	なし	2
桃核承気湯	なし	5	なし	3

桂枝茯苓丸よりも，桂枝茯苓丸加薏苡仁の方が生薬の配合量が多いのがわかる．

⑦桂枝茯苓丸の臨床応用

　瘀血を下腹部中心の循環不全と捉えることによって，骨盤内うっ血症候群に対しても報告例があり，不特定の腹痛で瘀血が考えられる場合によい適応である[1]．

❏ 経　過

　大建中湯に桂枝茯苓丸を加えることで，腹痛の頻度・強度とも許容範囲となった．漢方薬を併用しながら消化器外科でも経過フォロー中であるが，増悪を認めていない．眠前1回の抑肝散を加えることで，耳閉感が軽減し，睡眠状態も以前より良好になった．

❏ 文　献

1）徳毛敬三：骨盤内うっ血症候群に桂枝茯苓丸が有効であった1例．日東洋医誌 **67**：296-301，2016

CASE 3 4年前から続く片頭痛と緊張型頭痛の混合型（60歳代，女性）

・・・・・・・・・・・・・・・・・ • 総合内科からのコンサルト ✐ • ・・・・・・・・・・・・・・・・・

　4年前より頭痛（片頭痛と緊張型頭痛の混合型）が出現し，NSAIDsやトリプタン製剤を用いておりますが，頻度が増加しております．NSAIDs使用にて症状は軽減しますが，胃腸障害が出やすく，使用頻度は限られる状況です．4年前より身体が冷えやすくなったとお話しされております．タイミングとしては頭痛の増悪と重なっているように思われます．このような場合，東洋医学的な疼痛コントロールの選択肢はありますでしょうか．ご多忙のところ恐れ入りますが，貴科にてご高診，加療のほど，よろしくお願いいたします．

❏ 東洋医学科で診断のポイントとなった所見

①頭痛は眉間，後頭部，後頸部から始まり，全体が締め付けられるように痛む．
②頭痛は右側に起こりやすい．
③4〜5年前から身体が冷えやすくなった（特に足関節周囲）．
④頭痛時に食欲不振が出現する．
⑤疲れで頭痛が増悪する．
⑥天候変化（特に低気圧の前，気温低下）による頭痛の増悪や，他の体調不良の出現はない．
⑦胃腸が弱く，食事内容（脂質の多い食事）や精神的なストレスの影響を受けやすい．
⑧腹診：臍上悸（さいじょうき）を認める．

❏ 診　断

脾気虚，虚寒証

　胃腸（脾・胃）の消化機能がもともと低く（脾気虚☞p6参照），さらに加

齢に伴い身体を温める力の低下（虚寒証，陽虚証とも呼ばれる☞用語解説）が合わさって起こった頭痛と診断した．

用語解説　　虚寒証（陽虚証）

　　身体を温める力，熱エネルギーの不足を指す．身体が虚（気血の不足）で，冷えている（寒）ために虚寒証と呼ばれる．別名の陽虚証は，身体を温める力（陽気）の不足（虚）からきているが，どちらも意味は同じである．

❏ 診断にいたる思考過程

　①頭痛は眉間，後頭部，後頸部から始まり，全体に及んでいる．頭部全体に及ぶ場合は，寒冷刺激，冷えの自覚症状と頭痛との関連，さらに胃腸症状（これらは呉茱萸湯の使用目標でもある）を伴うかどうかを確認する．

　②東洋医学では，右側の強い頭痛は"気"の問題（気虚☞p27 参照，気滞☞p72 参照）との関連が多いとされている．一方，左側に多いのは"血"の問題（血虚，瘀血：過多月経，月経不順，月経困難症，月経前症候群など）と関連が多いとされている．本症例では⑤疲れ，⑦精神的ストレスなどの背景がある．

　③「4〜5 年前から身体が冷えやすくなった（特に足関節周囲）」のように，冷えやすくなったと感じる場合の最初の症状部位は足関節周囲のことが多い．この所見から，患者は以前より"冷え性"になっていることが考えられる．一方で，⑥天候変化（気温低下）による増悪はなく，冷えの程度はまだ強くない．

　④呉茱萸湯の条文に，頭痛に加えて嘔気・嘔吐が併発すると書かれており，条文の内容をすべて満たす必要はないが，「頭痛時に食欲不振が出現する」というのは臨床上感度の高い所見である．

　⑤"疲れ"という訴えは，気虚とは限らない．しかし，背景に睡眠不足や過労など生活に無理がかかっている場合，夕方にかけて悪化するものは気虚と考えることが多い．逆に朝方に疲労し，日中徐々に回復するものは気滞と

考える．本症例では⑦の脾気虚と合わせ，気虚の関与を考えた．

⑥「天候変化（特に低気圧の前）による増悪はない」とのことで，湿度上昇による頭痛の出現または悪化は認めていない．湿度上昇による悪化は，五苓散などの利水作用を有する漢方薬が選択肢となる．

⑦食事内容によって胃もたれが出現したり，食欲低下が生じたりする場合は，脾気虚と考える．胃が弱い方の場合は，食事内容以外に精神的ストレスにより胃腸症状が出現しやすい．

⑧「腹診：臍上悸を認める」は，臍の上部に大動脈の拍動を強く触れることを指し，「神経過敏」傾向と考える．

処方する漢方薬はコレ 六君子湯，呉茱萸湯（頭痛時頓用）

本症例では，④⑤⑦より脾気虚，③より虚寒証（陽虚証）を重視した．頭痛薬として六君子湯は鑑別に挙がってこないことが多い．しかし，頭痛の増悪の背景として疲労があり，頭痛に関連して食欲不振があることに注目する．さらに「胃が弱い」と自覚されており，食事内容（脂質の多い食事）によって影響を受けていることから，脾気虚が考えられる．これらの増悪因子に対して，六君子湯を処方する．

4年前の頭痛出現時から「身体が冷えやすくなっている」というのは，東洋医学的には見逃せない"体質変化"である．虚寒証（陽虚証）に使用される頭痛薬の1つとして，条文に「手足冷え」「嘔気・嘔吐，下痢」の記載がある呉茱萸湯を使用した．

処方上の注意点

呉茱萸湯は，比較的切れ味がよく，反応群と非反応群がはっきりしている．反応群では，複数の頭痛薬併用例でも，呉茱萸湯を加えることで頭痛の程度・頻度を軽減できることが多い．逆にまったく効果が得られず，内服により「頭がぼーっとする」と訴える場合は非反応群の可能性がある．ただし，脾気虚，虚寒証（陽虚証）の方の場合は効果がはっきりしなくても，2～3ヵ月後には頭痛頻

度が軽減していることがあるため，注意深く観察することが必要である．

もっと知りたい! 漢方薬

⑧呉茱萸湯が効く頭痛のタイプ

　緊張型頭痛と片頭痛のどちらにも報告があるが，片頭痛に用いられることが多く，臨床上も有効と感じている．片頭痛に用いる場合は，前兆があり，片頭痛病歴が長く，頭痛頻度が低く，月経関連片頭痛に対してより有効であったとの報告がある[1]．

❏ 経　過

　頭痛はほぼ消失し，あったとしても頻度は月1回程度で，持続時間もわずかであり，特に生活上の影響は認めなくなった．また，胃腸症状が出現しなくなり「何を食べるかを心配する必要がなくなった」とのことである．

もっと知りたい! 漢方薬

⑨頭痛以外の症状との関連に注目：冷え，胃腸症状

　頭痛以外の体質的な所見に注目することで，頭痛そのものも軽減できることがある[2]．特に冷えや胃腸症状は，頭痛の際にも大切な問診項目である．「身体が冷えやすいか？」に対して，片頭痛患者の65.8％，緊張型頭痛患者の48.1％が該当するとの報告もあり，女性の場合は特にその傾向が強い[3,4]．

　また，月経周期に関係した頭痛の場合には，月経の調整に用いる当帰芍薬散の効果に関する報告がある[3,4]．これらより，東洋医学では，主訴にとらわれず全身症状を俯瞰することが肝要であると考えられる．

⑩頭痛の部位診断と処方例

すべての患者に当てはまるわけではないが，東洋医学的な部位診断として参考のために紹介する．

後頭部は寒冷刺激や冷え，側頭部は精神的ストレス，前頭部は食事不摂生（甘いもの，辛いものの摂りすぎ），鼻炎・副鼻腔炎など鼻疾患との関連の有無を問診する．

部　位	問診項目	処方例
前頭部	食事内容，鼻疾患	荊芥連翹湯など
側頭部	精神的ストレス	抑肝散など
後頭部	寒冷刺激，冷え，肩こり	葛根湯など
全体的	寒冷刺激，冷え，胃弱	呉茱萸湯

📖 文　献

1）柴田　靖：呉茱萸湯が有効な片頭痛の臨床上の解析．脳神経外科と漢方 **3**：31-35，2017
2）原　典子，高木嘉子：冷えと脾虚を改善したことで片頭痛が改善した症例．日東洋医誌 **68**：407，2017
3）牧田和也ほか：漢方医学的「証」に関する簡便な問診票を用いた機能性頭痛患者における病態像の検討．産婦漢方研のあゆみ **35**：62-68，2018
4）Akaishi T, et al：Successful treatment of intractable menstrual migraine with the traditional herbal medicine tokishakuyakusan. J Gen Fam Med **20**：118-121, 2019

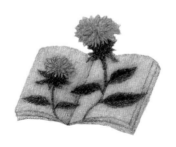

CASE 4　双極性障害患者の不明熱（30 歳代，女性）

　33 歳の女性ですが，2 ヵ月前より発熱（37.5〜38.5℃）が出現しています．意識は清明で，血圧，脈拍，呼吸数とも正常範囲です．精査にて感染症，免疫不全，膠原病，悪性腫瘍などは除外されています．また，CRP や IL-6，TNF-α も上昇しておりません．

　2 年前より，双極性障害に対して精神科にて aripiprazole を処方されていましたが，症状が安定し，2 ヵ月前より中止されています．以後も定期的に受診されており，精神症状は落ち着いています．発熱に対して NSAIDs，prednisolone 20 mg/日も使用しましたが著変ありません．このような場合，東洋医学的な加療の選択肢はありますでしょうか．ご多忙のところ恐れ入りますが，貴科にてご高診，加療のほど，よろしくお願いいたします．

❑ 東洋医学科で診断のポイントとなった所見

①精神症状は落ち着いているものの，発熱がなかなか改善しないことから，話し方はやや早口で，焦燥感やいらいらしている様子が感じられる．

②顔面は軽度発赤，服装は半袖で，皮膚は温かく，湿潤，発汗している．

③本人も発熱時に「熱い」「熱がこもっている」と熱感を自覚している．

④コンサルト時には，他の漢方薬として加味逍遙散（か み しょうようさん）と抑肝散が処方されているが，発熱には効果が得られていない．

⑤舌の性状は紅色，厚白苔が付着していた．

⑥身長 160 cm，体重 65 kg で，むくみやすい．

⑦腹診：皮膚温かく白色，湿潤，腹力あり，胸脇苦満あり．脈診：滑，有力，やや数（少し速いの意）．

❏ 診　断

湿熱証

体内に熱邪（☞p35 参照）と湿邪（☞用語解説）がうっ滞した状態と考えた．

用語解説　　湿邪と水滞（飲），痰飲

水滞（☞p6, 39 参照）や水毒という用語の方が知られている．体内にある比較的流動的な体液の停滞が水滞の概念である．症状形成に関係している場合に，病理の原因として水"毒"とされている．臨床上は，水毒は水滞（飲，p39 参照）とほぼ同義に用いられている．

一方，湿邪はより広い意味で用いられている．"体内に蓄積した湿邪"の場合は，水滞や水毒と同義である．痰飲（☞p42 参照）も含む場合がある．また，外気の湿度上昇も湿邪と考えられている．そのため，気象関連性疼痛は東洋医学的にみれば外界の湿邪である（☞p36 参照）．

❏ 診断にいたる思考過程

①②③問診にて，本人が「熱い」と自覚していることに加え，望診（視診のこと）では顔面の軽度発赤，話し方は早口，焦燥感やいらいらが感じられること，そして半袖という服装は10月としては薄着であり，舌には厚白苔が認められた．これらは，いずれも熱証（☞p30 参照）を示唆する所見である．また，皮膚は切診（触診のこと）により，明らかな熱感はないものの温かさが感じられる．脈は数（速いという意味．多分に感覚的なものであるが，心拍数90回/分以上が目安とされている）で熱証の所見である．望診，問診，切診から，寒熱においては熱証と考えられる．患者の訴えをそのまま受け取らず，刑事コロンボのように慎重に裏づけをとって感度の高い核となる証拠（所見）を絞り込む．

②⑤⑥⑦舌の性状が紅色で厚白苔かつ皮膚が湿潤している場合には，体内

の湿邪の存在を考える．一般的には，秋になり湿度が低下すると皮膚は乾燥傾向になることが多いが，特に秋冬になっても皮膚が湿潤である場合には湿邪を示唆するより有意な所見である．また，肥満または肥満傾向があり，皮膚が白色の場合も湿邪の関連を考えることが多い．さらに，むくみやすいことを確認すると，湿邪の有無を判断する感度が上がる．

④抑肝散，加味逍遙散が無効であったことから，熱邪に対しての清熱作用が弱いことが考えられた．両処方とも熱邪のうっ滞を解除する作用が主体であり，「熱邪を直接冷ます」清熱作用は軽度である．

処方する漢方薬はコレ　黄連解毒湯，抑肝散

体内に熱邪と湿邪がうっ滞した状態（湿熱）であるため，抑肝散にてうっ滞を解除し，湿熱に対しては黄連解毒湯（おうれんげどくとう）を用いた．黄連解毒湯の併用薬としては，抑肝散の代わりに加味逍遙散とすることも可能である．

抑肝散を特徴づけるのは釣藤鉤というアルカロイド含有生薬であり，東洋医学的には"抗痙攣作用"や"抗うつ作用"を併せもつものとして用いられてきた．

処方上の注意点

加味逍遙散と黄連解毒湯は，ともに山梔子を含む処方である．腸管膜静脈硬化症のリスクは処方された山梔子（さんしし）の累積量と相関すると考えられている．加味逍遙散と黄連解毒湯の組み合わせでは山梔子の量が増加するため，安全性の点から長期の組み合わせとしては避けた方がよいであろう．

❏ 経　過

加味逍遙散を中止して抑肝散に黄連解毒湯を併用したところ，2日後に解熱し，自覚症状の改善がみられた．10日間継続した後に投薬を中止したが，2ヵ月後の診察では再燃を認めず，精神症状も安定して推移していた．

もっと知りたい! 漢方薬

⑪熱邪のみでは白虎湯

　湿熱邪は湿邪と熱邪の合わさったもので，熱邪だけのものよりも治療が難しいとされている．熱邪のみであれば白虎湯(保険収載：白虎加人参湯)，湿熱邪であれば黄連解毒湯がベースとなる．白虎加人参湯は，もともとは熱中症に用いられてきた処方である．

⑫炎症反応を認める不明熱に漢方薬が使用されている例がある

　不明熱に対する漢方薬の報告例は複数存在し，柴胡桂枝乾姜湯が最も多く，小柴胡湯，大柴胡湯，白虎加人参湯などがある．炎症反応が陰性の症例が多いが，炎症反応上昇を認める場合についても報告例がある．これらの漢方薬は，いずれも感染症マニュアルである『傷寒論』に掲載されている処方であり，もともとは感染症に用いられてきた．そのため，一定の消炎作用を有することにより処方されていると考えられる．

　柴胡桂枝乾姜湯，小柴胡湯，大柴胡湯は，柴胡と黄芩という組み合わせが共通しており，柴胡剤とも呼ばれている．感染症治療が発達した現在では，感染症よりも精神疾患に頻用されている．東洋医学の理論を通すことで，感染症と精神疾患という病理が異なる疾患に対して，同じ処方が用いられている[1]．精神症状も"神経炎症"と考えているためである．本症例で併用した抑肝散には，単独で炎症反応上昇を認める反復性発熱に対しても著効例がある[2]．

　東洋医学には，上記と異なるタイプの不明熱に"疲労発熱"(気虚発熱)という概念がある．文字どおり，疲労により発熱が誘発されるという病理である．この"疲労発熱"を治療するためにつくられたのが補中益気湯である．一見，症状は感染症に類似するが，感染症に用いられる白虎加人参湯や小柴胡湯などが効かないとされている症例に用いられてきた．補中益気湯による報告例もみられる．多くは微熱であるが38℃台になることもある，受験生がテスト前に高熱を出す例などに用いるとよい．

コラム 10　精神症状が昂じると発熱する？

　東洋医学では，精神症状が亢進することで，その症状が“熱”へと変化すると考えられてきた．精神症状自体も「かっとなる」「火が付く」という言葉にあるように，興奮したり，攻撃性を有したり，「熱っぽく」なる．それと同時に身体症状としても熱感を感じ，発熱することがあると考えられてきた．

📖 文　献

1）田中耕一郎：精神疾患と神経炎症に柴胡剤が選択肢となりうる可能性．医事新報 **4969**：57，2019
2）五野由佳里ほか：反復性発熱に抑肝散が奏功した一例．日東洋医誌 **65**：191-196，2014

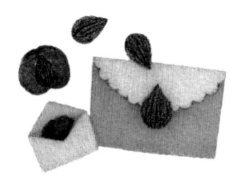

CASE 5 マイコプラズマ肺炎治療後の慢性咳嗽, 倦怠感（40歳代, 女性）

................• 総合内科からのコンサルト（X年12月受診）• ....

　9月からマイコプラズマ肺炎治療後の慢性咳嗽が3ヵ月と遷延し, 倦怠感, 睡眠障害を伴っています. 睡眠時無呼吸症候群は否定的です.

　このような場合, 東洋医学的な加療の選択肢はありますでしょうか. ご多忙のところ恐れ入りますが, 貴科にてご高診, 加療のほど, よろしくお願いいたします.

❏ 東洋医学科で診断のポイントとなった所見

　①非常によく風邪を引き, そのたびに咳嗽が長引き, 痰が絡んで出しにくい.

　②柴胡桂枝湯を以前用いていたが, 最近効かなくなっている.

　③倦怠感に食欲不振を伴う.

　④冷え性ではなく, 逆に身体から「熱が逃げにくい」ように感じる.

　⑤声がかすれる. 「声を出す力が減っている」ように思う.

　⑥身長160cm, 体重65kgでむくみやすい.

　⑦脈診：細, 舌診：淡紅色, 歯痕, 厚白苔.

　⑧睡眠リズムが後退しており, 午前1時過ぎに就寝する.

❏ 診　断

気血両虚証と肺気虚

　日常的な身体の気と血（☞p17参照）の消耗が背景にある. また, 五臓のなかでは, 特に肺の気虚（☞p50参照）という呼吸器系統の「機能低下」がみられると診断した.

　今回の慢性咳嗽では, 上記に加えてうつ熱, 痰飲（☞p42参照）が生じている.

❏ 診断にいたる思考過程

　①⑤「非常によく風邪を引く」「声がかすれる」「声を出す力が減っている」は，いずれも肺気虚の重要な所見である．また，遷延する咳嗽そのものも体力を消耗するために肺気虚を悪化させる．舌診にて歯痕を認める場合は，気虚または水滞の病態が示唆される．

　②柴胡桂枝湯は，感冒の前半から中盤まで幅広く使用できる．発症時の悪寒を伴う発熱に対する解熱作用以外に，熱がすっきり下がらない，咳が長引く，食欲不振，胃もたれなど広範囲の感冒様症状に対応する．柴胡桂枝湯が最近効かなくなっている原因として，肺気虚が進行している可能性や，以前の罹患時よりも今回は痰が多い可能性が考えられる．柴胡桂枝湯は，人参が 2 g/日入っているため肺気虚にもよいが，効果は十分ではない．また，喀痰が増加したときにも不適である．

　③倦怠感＝気虚ではない．精神的な負荷による気滞からも倦怠感を自覚する場合がある．しかし，感冒罹患後に症状が遷延していることからも，主体は全身的な気虚と考えられる．全身的な気虚は五臓にそれぞれ影響し，脾気虚であれば食欲不振が生じやすい．

　④身体から「熱が逃げにくい」とは，訴えのとおり“熱邪がうっ滞している”と考える．うつ熱というが，熱邪に気滞が合併することで生じる．“呼吸器は身体の冷却装置”という考え方があり，呼吸器系の不調である慢性咳嗽にはこのような症状を伴うことがある．

　⑥⑦舌診にて厚白苔を認める場合は，痰飲の存在が考えられる．多量の喀痰，または脾気虚による消化不良による痰飲が考えられる．また，肥満傾向や浮腫傾向の方は痰飲を生じやすいとされている．

　⑦⑧脈診で細を認めれば血虚を考える．また，夜間に十分に眠れていない場合，40 歳代以降は加齢に伴い血虚が進みやすい年齢である．また，血虚傾向があると秋冬に咳嗽が遷延しやすい．

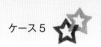

処方する漢方薬は コレ 初期治療は竹茹温胆湯，後療法は人参養栄湯

　竹茹温胆湯には，咳嗽に対する消炎や去痰止咳作用以外に，うつ熱をとる，消化機能を助けるといった作用がある．咳嗽がおさまった後は，気血両虚と肺気虚があるために，再発防止の目的で人参養栄湯を気温が上昇してくる3月頃まで内服する．人参養栄湯には，気血を補う以外に止咳作用がある．

コラム11 生活リズムの見直しを

　睡眠障害や過労など，生活に無理がないかをチェックする．慢性化する咳嗽では，気虚や血虚など虚証の可能性を考える．過労では気虚となりやすく，夜間の睡眠障害は血虚を生じやすい．可能であれば，生活リズムの見直しが必要である．

❏ 経　過

　竹茹温胆湯を14日間使用したところ，咳嗽，痰，熱感とともに，食欲不振と倦怠感も改善した．以後，人参養栄湯に変更して睡眠リズムの改善を行ったところ，咳嗽の再発はなく，倦怠感も以前より感じなくなった．

もっと知りたい! 漢方薬

⑬虚証の咳嗽

　慢性化する咳嗽の多くは虚証の咳嗽である．止咳薬による力技ではなく，生活改善と気血の補充が必要である．初期治療は消炎・止咳作用のある漢方薬を用いるが，いったん落ち着いた後も気血を補った方がよい．気虚主体であれば補中益気湯，気血両虚であれば十全大補湯や人参養栄湯などが選択肢となる．

⑭類似薬としての人参養栄湯と十全大補湯

　両者はともに気血を補う処方として，構成生薬上の類似点が多い．しかし，呼吸器系には止咳作用も有する人参養栄湯の方が優れている[1]．

数字は 1 日用量（g）

	補　気					補　血					止咳・去痰
	黄耆	人参	茯苓	白朮	甘草	当帰	芍薬	川芎	地黄	桂皮	
十全大補湯	3	3	3	3	1.5	3	3	3	3	3	×
人参養栄湯	1.5	3	4	4	1	4	2		4	2.5	○

⑮慢性咳嗽と精神症状

　慢性咳嗽に用いる漢方薬には，精神症状にも効くものがある．そのため，心因性の咳嗽にも応用することができる．身体症状における「痰が痞える」と「ある思いが痞えている」は東洋医学では同じ気滞（☞p72 参照）という病態であると考えられているために，同一処方で治療が可能である[2]．

	消炎（清熱）	気管分泌促進	止　咳	去　痰	精神症状
竹茹温胆湯	○	○		○○	○
清肺湯	○○	○	○○	○	
柴朴湯	○	×	○	○	○
麦門冬湯	△	○○	○	○	
滋陰至宝湯	△	○	○	○	○

📖 文　献 ·····

1）田中耕一郎ほか（編著）：臨床漢方治療学，共立出版，東京，2019
2）長瀬眞彦ほか：漢方処方　保険で使える全種類まるごと解説，中外医学社，東京，2018

CASE 6 心室性期外収縮の診断，最近動悸がしてきつい（50歳代，男性）

外科部長から，院内の PHS にて以下のような連絡があった．

「最近，動悸がして手術中が非常にきつくなっています．循環器内科では心室性期外収縮の診断で，経過をみている状態なのですが……．このようなとき，漢方は選択肢になりますか？」

すでに循環器内科では精査済みであり，心電図検査にて心室性期外収縮を指摘されている以外は，心疾患を含め他の基礎疾患は認めていない．

❏ 東洋医学科で診断のポイントとなった所見

①多忙な毎日が続いている．

②疲労感に伴い，動悸は「増えている」ように感じる．

③特に夜間睡眠時きつく，何度も目が覚めてしまう．

④β遮断薬の服用は心拍数が60回/分から40回/分へと下がりすぎてしまう．

⑤口渇があり，乾燥したころころ便で便秘傾向

⑥身長 170 cm，体重 70 kg

⑦脈診：沈無力

⑧舌診：暗紅色，歯痕，少苔，口唇暗紅

❏ 診 断

「心」の機能低下：虚証（心気，心陰）

身体の過労，心労，睡眠不足（陰虚）が背景にある．また，五臓のなかでは，特に「心」（☞p27，47 参照）の機能低下がみられると診断した．

> **用語解説**　　心気虚（心の気虚）
>
> 　疲れやすく，疲労によって動悸，息切れ，不眠，多夢の症状が増悪する．β遮断薬が効きすぎて徐脈傾向になってしまう場合，気虚の可能性がある．

> **用語解説**　　心陰虚（心の陰虚）
>
> 　過度の心労，過労，睡眠不足が慢性化した状態で生じる．医師に限らず，多忙な職業全般においてなり得るが，管理職の重責と心労，仕事と家庭を両立し気が休まる暇がないという状態が背景にあることが多い．心気虚よりも病態は重く，夜に動悸が強くなるという特徴がある．
>
> 　疲れているのに興奮して眠れなくなり，口渇，ほてり，のぼせ，寝汗で目が覚めるようになり，乾燥してころころした便が出て便秘傾向となる．心陰虚でも「心」以外の全身的な陰虚により心身の乾燥感，熱感，焦燥感を自覚するようになる．
>
> 　この状態で無理をして，さらに心労を重ねると心身の消耗が進み，ぼんやりとし，喜びを感じられないという精神症状が生じる．精神科でうつ病と診断されているなかに，このような病態が含まれている．抗うつ薬でとりきれない症状がある場合は，漢方薬の適応を考慮してみる価値がある．

❏ 診断にいたる思考過程

　①「多忙な毎日」が続き，②「疲労感に伴い動悸が増える」のは，心気虚の基本的な症状であり，④「β遮断薬を用いると効きすぎて脈拍が低下しすぎる」のもそれを示唆する．⑧舌診で「歯痕」（舌の側面に歯型がついている状態）も気虚の所見である．

　③⑤「特に夜間睡眠時がきつく，何度も目が覚めてしまう」「口渇があり，乾燥したころころ便で便秘傾向」は，単なる心気虚ではなく，心陰虚にまで進行していることがわかる．

　⑦「脈診：沈無力」とは脈が触れにくく，無力な状態を表している．⑥身長

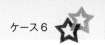

170 cm，体重 70 kg の男性の体型からは不自然な脈であり，極度に消耗していることが考えられる．

　⑧舌診：暗紅色，少苔（舌の苔が少なく，乾燥傾向．ひどい場合は割れ目がついていることがある），口唇暗紅は瘀血（末梢循環不全）の病態である．

処方する漢方薬はコレ　炙甘草湯（3 包，分 3），通導散（1 包，分 1，眠前）

　炙甘草湯は，過労，心労，病後などのエピソードが動悸発症のタイミングと関係している場合に用いる．甲状腺機能亢進症時の動悸（「β遮断薬が合わない」と訴える場合），感染症後の動悸，COPD の息切れ，疲労感を伴う期外収縮，軽症の洞不全症候群，心筋炎後などに用いられている．

　通導散は「瘀血」（☞p40 参照）のある方の便秘を目標としている．桃核承気湯と似ており，瀉下薬の大黄の含有量も同じであるが，臨床的には通便作用は通導散の方が弱くなっている．

処方上の注意点

　炙甘草湯は動悸の処方で，名前に甘草とあるが，甘草の 1 日量は 3 g である．こむら返りに使われる芍薬甘草湯の 6 g には及ばないが，長期使用，高齢者の場合は 3 g 以下にすることが偽アルドステロン症などの副作用予防に奨励されている．炙甘草湯は麻子仁を含むため，軽症の便秘であれば効果のある場合がある．また，地黄の量が 6 g と多いために胃もたれを訴える場合がある．通導散は，便秘解消以外に鎮静作用を期待して使用している．むやみに使うと倦怠感が出やすいとされているため，1 日 1〜2 回程度を必要に応じて用いるのがよい．

❏ 経　過

　炙甘草湯を 1 週間内服したところ，夜間の動悸の自覚が減少し，よく眠れるようになってきた．また，以前よりも身体が温まると感じることが多くなり，倦怠感も以前ほど感じなくなった．通導散により便通も良好となり，必

要時の頓服でよくなった.

　症状の改善がみられたため，炙甘草湯は1日2回に減量し，3月に気温が上昇した頃になって中止した. 以後，症状の再燃は認めていない.

もっと知りたい! 漢方薬

⑯甘草と補液

　甘草は，その名前のとおり甘味があり，漢方薬を飲みやすくする利点がある. また「気付け」薬的意味があり，補液や輸液のない時代には，Na^+を再吸収し，K^+を排出することで循環血漿量を保つために重要な生薬であった. その名残もあって，多くの処方に含まれている. 今ではその副作用としての偽アルドステロン症が問題となっているが，もともとは主作用であった.

　また，精神症状がある場合には，甘草を増量すべきとされてきた. そのため，不安や焦燥感のある場合は，一定の甘草量が必要となることがある.

⑰動悸に対する他の処方

　やや軽症の場合（心気虚と心陰虚の間）は，帰脾湯が用いられる. 他に，「心」の鎮静作用を有する竜骨と牡蛎を含む処方として，桂枝加 竜 骨牡蛎湯（寒証・虚証）や柴胡加 竜 骨牡蛎湯（熱証・実証）がある. 桂枝加竜骨牡蛎湯はおとなしめで繊細な方の不安を伴う動悸に，柴胡加竜骨牡蛎湯はより興奮気味で焦燥感が強い場合に用いられる. 柴胡加竜骨牡蛎湯には大黄を含む処方と，含まない処方がある. 前者の方が動悸に対する効果が強いが，もともと便秘のない方に用いると軟便となるため，量の調整が必要となる. 胸苦しさや息切れの症状も有する場合は，さらに選択肢は広がる[1].

⑱甘草を含まない循環器系の処方

　動悸治療薬の選択肢となる柴胡加竜骨牡蛎湯は，甘草を含んでいない. 胃腸虚弱に処方する漢方薬に六君子湯があるが，甘草を含んでいないものを選ぶ場合は茯苓飲に変更するとよい.

📖 文　献

1）山崎武俊：動悸/不整脈に対する漢方治療の有効性. 心臓 **48**：504-510，2016

CASE 7 膿瘍形成のある難治性乳腺炎（40歳代，女性）

　下記疾患について，抗菌薬を変更しながら用いてきましたが，著効が得られません．漢方による治療の選択肢はありますでしょうか．

　昨年より右の乳房痛と腫瘤を自覚され，乳腺外科を受診されています．触診上，右乳腺右2時方向に硬結を認め，針生検にて病理診断にも提出しましたが炎症性細胞の浸潤のみで悪性所見は認めていません．しかし，10月に3時方向，11月に9時方向，1月には1時方向に同様の硬結を認め，膿瘍形成しています．十数本のドレーン留置にてドレナージしていますが，排膿は継続しています．出産歴なく，血液検査所見上も炎症所見を認めず，明らかな原因も特定されていません．痛みのためにloxoprofen 3錠（分3），抗菌薬はminocyclineを使用しています．

❏ 東洋医学科で診断のポイントとなった所見

①月経が始まると排膿が増加する．

②月経後に乳房痛が増悪する．

③sulpiride内服時は月経が止まっていたが，昨年3月より再開した．

④家族のことでストレスが溜まっている．

⑤既往歴：軽症うつ病（昨年までsulprideを内服），腎盂腎炎（10〜20歳代），子宮筋腫（筋腫核出術後）

⑥身長163 cm，体重82 kg

⑦20歳代のときに，母から薏苡仁を「浮腫しやすいタイプの消炎剤」として勧められ内服していた．「繰り返していた腎盂腎炎がよくなった」とのこと．

⑧患部は軽度の発赤，ドレーンよりわずかに黄色を帯びた透明滲出液を認める．

❏ 診　断

乳房の化膿性炎症（乳 癰 <ruby>癰<rt>にゅうよう</rt></ruby>）

乳癰

　現代医学での「癰」は毛嚢炎にしか用いられていない．東洋医学の「癰」とは，化膿性炎症全般を指す概念である．腸癰は腸管の化膿性疾患であり，現代の病名で言えば，虫垂炎，大腸憩室炎などが含まれていたと考えられている（☞p73 参照）．一方，乳癰は現代医学では良性の乳腺炎，乳腺症を指していると考えられる．腸癰の初期治療で用いられてきた代表の1つに腸癰湯があるが，腸管に限らず，他の局所の化膿性炎症に用いることができる．

❏ 診断にいたる思考過程

　まず，増悪因子がないかをチェックする．月経が再開した後に症状が出現し，増悪因子も月経周期に関係していることがわかる．

　①「月経が始まると排膿が増加する」，②「月経後に乳房痛が増悪する」，③「sulpiride 内服時は月経が止まっていたが，昨年3月より再開」からは，プロラクチン値の上昇が示唆される．

　④「家族のことでストレスが溜まっている」，⑤「既往歴：軽症うつ病（昨年まで sulpiride を内服），腎盂腎炎（10〜20 歳代），子宮筋腫（筋腫核出術後）」は，東洋医学ではいずれも関連した病態である（後述のコラム12を参照）．

　⑥身長 163 cm，体重 82 kg で浮腫しやすく，⑦20 歳代のときに，母から薏苡仁を"浮腫しやすいタイプの消炎剤"として勧められ内服していた．「繰り返していた腎盂腎炎がよくなった」とあるように，東洋医学でも薏苡仁は排膿作用に加え，消炎・利尿作用があるために，浮腫や繰り返す泌尿器系の疾患の再燃予防に用いられることがある．

　⑧「患部は軽度の発赤，ドレーンよりわずかに黄色を帯びた透明滲出液を認める」が，粘膜や皮膚表面ではなく，排膿散 及 湯 <ruby>及<rt>はいのうさんきゅうとう</rt></ruby>は向かない（表を参照）．

> **処方する漢方薬は コレ** 　初期治療：加味逍遙散（3包，分3），ヨクイニン
> エキス錠（6錠，分2）
> 再発防止：腸癰湯（3包，分3）

　中国では乳腺炎には加味逍遙散がよく用いられている．日本においては伝統的に葛根湯が用いられてきた．現在では，葛根という生薬にはプエラリンというイソフラボンが含まれ，女性ホルモン様作用を示すとされている．

　薏苡仁はハトムギの種子であるが，皮膚科において尋常性疣贅に頻用されている「いぼ取り」の処方である．それ以外に消炎・排膿作用に優れ，慢性化膿性疾患に幅広く有効である．

　再発防止としての腸癰湯には，薏苡仁も含まれている．必ずしも"腸"癰でなくとも，全身の慢性化膿性疾患であれば使用可能である．また，早期に使用することも可能である．

処方上の注意点

　加味逍遙散には，山梔子による腸管膜静脈硬化症の副作用が報告されている．出現頻度は総用量に依存するとされ，3 g/日を3年間に制限することが望ましい．針生検では確定されなかったが，鑑別すべき疾患として巨細胞性乳腺炎があり，ステロイド内服も選択肢の1つとなっている（使用量：5〜80 mg，使用期間：数週間〜2年）．また経口避妊薬内服，高プロラクチン血症，自己免疫疾患との関連も報告されているが定説はない[1]．

❑ 経　過

　漢方薬の服用開始から2週間後より，排膿の軽度減少傾向がみられた．1ヵ月後には月経時の経血量が以前より増加（注：加味逍遙散が有効であることの指標である）し，半年後よりloxoprofenの使用が1日2回となった．2ヵ月後より疼痛が軽減してloxoprofenは隔日1回となり，排膿の著明な減少を認めた．以後，ドレーンの抜去が徐々に進んだため，再発防止のために

腸癰湯に変更し，初診から 1 年後にドレーンはすべて抜去となり，その後再燃を認めなかった．

もっと知りたい！ 漢方薬

⑲膿瘍の東洋医学的治療：初期，中期，後期

　慢性化膿性炎症のアプローチでは，消炎，排膿，肉芽再生の 3 段階がある．消炎の選択肢は黄連解毒湯（☞p82 参照）が代表的であるが，血流うっ滞の改善を並行して行うとより効果が高い．また，排膿については皮膚や粘膜表面に近い部分での炎症に対しては排膿散及湯が有効であるが，より深部の炎症になると力不足である．より深部の炎症に対する代表処方を下の表にあげる（☞p73 参照）[2]．

　肉芽の再生には十全大補湯がよく用いられる．炎症が活動性のピークを過ぎてだらだらと遷延している場合や，炎症反応はほとんどないものの肉芽が再生してこないという場合に用いるとよい[3]．

排膿作用のある漢方薬の鑑別表（数字は 1 日用量（g））

薬効	血流うっ滞の改善		消炎，排膿促進	
生薬	牡丹皮	桃　仁	薏苡仁	冬瓜子
腸癰湯	4	5	9	6
桂枝茯苓丸加薏苡仁	4	4	10	なし
大黄牡丹皮湯	4	4	なし	6
ヨクイニン	なし	なし	6	なし
排膿散及湯	なし	なし	なし	なし

　薏苡仁と冬瓜子は排膿，抗炎症，滲出液の減少の目的で使われる．局所の化膿性炎症では血流のうっ滞（瘀血）も生じているために，発赤や痛みが強い場合は牡丹皮と桃仁が合わさったものもよい．

　薏苡仁単独処方では 6 g/日であり，腸癰湯や桂枝茯苓丸加薏苡仁に比べて少ないが，実際の臨床効果の切れ味はよい．また，漢方薬の 1 日量は少なめに設定されているため，効果を出すために類似の処方を掛け合わせて生薬量を増やすことも行う．薏苡仁に腸癰湯や桂枝茯苓丸加薏苡仁を合わせれば，薏苡仁を 15 g 程度に増量できる．

コラム12 東洋医学における既往歴の一元的解釈

本症例における④「家族のことでストレスが溜まっている」，⑤「既往歴：軽症うつ病（昨年までsulprideを内服），腎盂腎炎（10〜20歳代），子宮筋腫（筋腫核出術後）」は，東洋医学ではいずれも関連した病態と考えている．

東洋医学では，症状の「紐づけツール」のようなものがある（☞p56参照）．その1つに，ストレスを受容しやすく，化膿性炎症を引き起こしやすい部位が紐づけされている．具体的に，体表部としては側面，臓器としては肝胆系，下腹部の泌尿生殖器がある．体表部では眼瞼，側頭部，顎，頸部側面から乳房の外側を通り，季肋部から腹部側面，鼠径部へといたる範囲である．この紐づけにあたるものとして，本症例では下腹部の泌尿生殖器（子宮筋腫，腎盂腎炎）と乳腺炎，うつ病のエピソードが挙げられる．

コラム13 複数の症状に対する一連の紐づけツール

紐づけされたルートを経絡と呼んでいる．臨床上は一見不定愁訴と思われる症状を，この経絡の観点から一元化して考察できる場合がある．本症例で使用した紐づけツールは，"胆経"というものである．"胆経"から症例をみれば，片頭痛などの側頭部痛，歯ぎしり，歯のくいしばりなど他の体側の症状，胆石，胆管炎なども生じる可能性を考察することができる．

一歩引いて，"胆経"の眼から患者を観察してみると，ばらばらにみえていた不定愁訴が不定ではないある火種をもった愁訴群へと整理されていく．日々の臨床でも興味深いと感じる紐づけツールである．臨床ではプロブレムリストが増えれば処方薬が増えがちであるが，この手法と漢方薬とを有効に使えば内服薬を減量する手立ての1つになり得ると考えている．

文　献

1）日本乳癌学会（編）：乳腺腫瘍学，第2版，金原出版，東京，2016
2）田中耕一郎ほか（編著）：臨床漢方治療学，共立出版，東京，2019
3）入江祥史（編著）：漢方処方　保険で使える全種類まるごと解説，中外医学社，東京，2018

CASE 8　疲れているのに眠れない（40 歳代，男性）

···················· • 総合内科からのコンサルト ✐ • ····················

「疲れているのに眠れない」という方の相談です．器質的疾患は否定的で，精神生理性の不眠と考えられます．ベンゾジアゼピン系（BZP）の睡眠薬を使用してきましたが，倦怠感はとれず，入眠障害が続いております．漢方薬などの選択肢はありますでしょうか？

❏ 東洋医学科で診断のポイントとなった所見

①気分が高ぶって眠れない．

②多夢，悪夢がある．

③暑がり，夏がきわめて苦手．暑いと眠りにくい．

④就寝前にパソコン・テレビを観ている．

⑤首，肩の凝りがひどい．

⑥食後の眠気はない．

⑦便秘傾向

⑧既往歴：アトピー性皮膚炎があり，暑くなるとかゆみが増悪する．

⑨身長 170 cm，体重 60 kg

⑩舌診：紅色，裂紋

❏ 診　断

心熱による入眠障害

用語解説

心熱

ケース⑥（☞p89 参照）で解説したとおり，東洋医学の "心" とは，解剖学的な心臓の機能に加え，意識の覚醒機能と大脳高次機能（特に理性）を含む広

義の概念である．心熱とは，精神的には興奮気味でいらいら・焦燥感があり，冷静な判断ができず，過活動の傾向があるような状態であり，身体的にも熱感の自覚があり，暑さを苦手とし，暑さで症状が増悪する特徴がある．

❏ 診断にいたる思考過程

①「気分が高ぶって眠れない」，②「多夢，悪夢がある」は"心"が休まることなく，浅い睡眠が続いていることを示している．①「気分が高ぶって」は，さらに熱感の自覚症状，他覚所見などに踏み込んで問診する必要がある．話し方における熱感の他覚所見は，早口で，焦燥感，いらいらしている様子，服装などに注目するとよい（☞p30 参照）．

③「熱がり，夏がきわめて苦手．暑いと眠りにくい」，⑧「アトピー性皮膚炎があり，暑くなるとかゆみが増悪する」など不眠以外にも暑くなることが何らかの増悪因子となっている．

⑩舌診での紅色舌は身体の熱を示唆するものである．裂紋は，舌の中心から後面にかけてよくみられる"縦に走る割れ目"であり，慢性的に心身に負荷がかかり，不眠も重なり消耗している状態を示している．基礎疾患の有無はもちろん，過労，心労，生活リズムの乱れなどが関与している場合が多い．

⑤「首，肩の凝りがひどい」について，東洋医学では，特に頸部，肩甲部の筋緊張が強いとよく眠れないと考えている．デスクワーク，眼精疲労による場合は抑肝散がよく用いられる．

④「就寝前にパソコン・テレビを観ている」は眼精疲労を助長する．過緊張が続き倦怠感を伴う場合や，冷えを自覚する場合は葛根湯がよく用いられる．

⑦「便秘傾向」がある場合は，瀉下薬（大黄）を配合した処方を選ぶとよい．なぜなら，本人が自覚している熱感を軽減する方法として，東洋医学では便通の改善が有効と考えているからである．

⑥「食後の眠気はない」，⑨「身長170 cm，体重60 kg」については，東洋医学における虚証の除外診断のために問診している．食後の眠気は，脾虚（脾気虚）（☞p6，50 参照）の所見である．普段から胃腸虚弱で少食，倦怠感を

伴う場合の不眠には，胃腸に負担が少なく，倦怠感をとる補中益気湯や帰脾湯などの処方が選ばれる．本症例では，心身ともに疲れ果てているわけではなく，食欲も減退している状態ではないため，脾気虚は否定的と考えた．

処方する漢方薬はコレ　三黄瀉心湯（1 包，分 1，眠前），抑肝散（3 包，分 3）

　睡眠 2 時間前より電子機器の使用を控えるように伝える．頸部・肩甲部の筋緊張が強い場合は，入眠障害が生じやすい．鎮静作用と筋緊張緩和の作用のある抑肝散がよい適応となる．抑肝散の類似処方である抑肝散加陳皮半夏の方が，胃腸障害を起こしにくい．

　深部体温は，入眠に向かって徐々に低下していくが，深部体温が高いことも入眠の妨げとなる．深部体温の低下は皮膚表面からの放熱（乾性放熱），発汗の気化熱による放熱（湿性放熱）が大部分である[1]．黄連解毒湯と三黄瀉心湯（しんとう）は，身体の熱感をとり，精神を鎮静させる効果がある．東洋医学では，瀉下とは単なる便通の改善ではなく，交感神経の亢進を鎮静し，"熱を便と共に外に出す"という考え方がある．実際に，臨床では大黄などの瀉下薬を含んだ処方の方が，より鎮静効果が強い．

　両処方は，黄連と黄芩を含む類似処方である．便秘がなければ黄連解毒湯，便秘があれば三黄瀉心湯と使い分けるとよい．

処方上の注意点

　まずは，睡眠リズムの改善が第一である．就寝・起床時間のリズム，昼寝，朝食・夜食の摂取，カフェイン・アルコール摂取，適度な運動，スマートフォン・パソコン使用状況，睡眠時無呼吸症候群などの問診を行い，生活改善を試みながら，処方の検討を行う．不眠はうつ病の危険因子であり，寛解後の遺残症状，再燃の危険因子であるため精神疾患を合併している場合は精神科医へのコンサルトが必要である．

　葛根湯などエフェドリンを含む麻黄（まおう）が入っている処方は，頸部・肩甲部の筋緊張は緩めるものの，眠前に内服すると覚醒して眠れなくなる場合があるので

注意が必要である.

❏ 経　過

　三黄瀉心湯にて便通もよくなり，熱感が軽減し，夜間の興奮した気分も落ち着いてきた．抑肝散にて頸部・肩甲部の筋緊張も緩和され，日中の精神的な緊張感も軽減されることで良好な睡眠が得られるようになった．

もっと知りたい！漢方薬

⑳悪夢と漢方薬

　悪夢とは情動的に不快記憶が過度に固定された現象である．情動不快記憶の固定・強化については，レム睡眠が関連していると考えられている[1]．そのため，中途覚醒を起こさないよう深睡眠を増やしていくことを考える．東洋医学では"心"が関係していると考えるため，甘麦大棗湯や竜骨，牡蛎を含む柴胡加竜骨牡蛎湯，桂枝加竜骨牡蛎湯を用いる．甘麦大棗湯は甘味があって小児にも内服しやすく，「甘いものを欲しがる」際の鎮静作用があり，過食行動を抑えるのにも用いられている．柴胡加竜骨牡蛎湯，桂枝加竜骨牡蛎湯は動悸と，それに伴う不安がある場合の睡眠改善によい．

　黄連を含む生薬は，「気分が高ぶって眠れない」という場合に適しており，黄連解毒湯や三黄瀉心湯がある．

㉑東洋医学における不眠の病理のまとめ

　精神的な要因：柴胡を含む処方として，柴胡加竜骨牡蛎湯，抑肝散などがよく用いられる．

　過労：「疲れているのに眠れない」に準じて処方する．

　加齢：身体の機能低下によるもの（腎虚）であり，地黄を含む八味地黄丸，六味丸，牛車腎気丸を用いる．即効性はないため，長期内服により改善を図る．

　暑がり，寒がり：身体が冷えていても眠れず，暑くても眠りにくい．寒いと，入眠困難以外にも嗜眠傾向となる．その場合は八味地黄丸，真武湯など

を用いる．暑いと眠れない場合は黄連解毒湯や三黄瀉心湯を用い，それ以外に，高齢の場合は六味丸を用いる．

　臨床上は，それぞれの要因が複合的に絡み合う．精神的な要因と過労を両方カバーするものに，加味帰脾湯がある．

不眠に使用する主な漢方薬

処　方	入眠困難	悪夢多夢	中途覚醒	冷　え	熱　感	倦怠感	備　考
酸棗仁湯	○	△	○			◎	やや高齢者向
補中益気湯	△	△	△			◎	過労・心労
帰脾湯	○	○	○			◎	過労・心労・動悸
三黄瀉心湯	○	◎	○	×	◎		便秘傾向
黄連解毒湯	○	◎	○	×	◎		比較的若者
甘麦大棗湯	○	◎	○				甘いものを欲しがる場合
抑肝散	◎	○	○				睡眠関連運動障害

　いずれもBZPの睡眠薬に比べて，不眠に対する即効性には劣る．しかし，不眠に付随した他の症状にも注目しながら，結果的に不眠の改善，BZPの睡眠薬の減量を図る．

コラム 14　　疲れているのに眠れないのは，なぜ？

　なぜ，「疲れているのに眠れない」のか？　東洋医学では，眠るためにも"気"と"血"が必要という考え方がある．"気"は気力という言葉があるように，あえて言えば体力に近い概念である．"血"はホルモンなど血中を流れる生理活性物質と関係が深い概念である．気血いずれの不足も持続した睡眠がとれなくなり，熟眠感の低下につながる．このタイプの不眠の多くは，東洋医学的な"血"の不足である．

　補中益気湯：「疲れているのに眠れない」に加え，「疲れていて起きられない」と

いう症例に適している．背景に過労があり，夜は興奮が冷めず，朝は倦怠感が強いのは"気"の不足である．

　帰脾湯：「疲れているのに眠れない」に加え，動悸や多夢の症状があり，胃腸虚弱の傾向がある症例に適している．背景に過労・心労が重なっている場合が多い．

文　献

1）松浦雅人（編）：睡眠とその障害のクリニカルクエスチョン200，診断と治療社，東京，2014

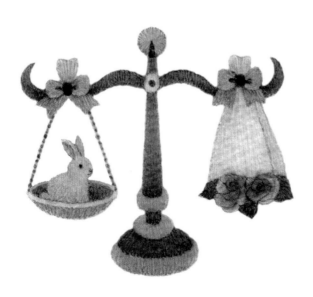

CASE 9　乳がん術後に生じてきた膝関節痛，関節のこわばり（40 歳代，女性）

　1 年前の乳がん術後より，放射線療法，化学療法，またエストロゲン受容体陽性のため術後内分泌療法にて継続加療を行っております．偽閉経状態に伴う症状と考えられる関節痛を訴えられています．膠原病科にもコンサルトしましたが，関節リウマチなどを含め器質的疾患は否定的でした．loxoprofen などの NSAIDs も無効です．漢方による治療の選択肢はありますでしょうか．

❏ 東洋医学科で診断のポイントとなった所見

①立つとき，しゃがむときに膝が痛い．

②朝も膝が強ばっていて動かしにくい．

③手指の関節痛，こわばりもあるが，膝ほどは強くない．

④暑がりで冷房が好きだが，ほてりはない．手足の冷えの自覚はない．

⑤入浴しても症状の軽快はない．

⑥湿度，寒冷刺激など天候の変化による増悪はない．

⑦最近，倦怠感と食欲不振を自覚するようになった．

⑧化学療法を始めてから，中途覚醒と，夜間に 1 回トイレに行くようになった．

⑨3 ヵ月前に最後の月経があった．

⑩歯科医院にて歯ぎしりを指摘されたことがある．

❏ 診　断

気血両虚（心血虚，腎虚）

気血両虚

気虚（☞p27参照）と血虚（☞p119参照）が同時に存在している一種の「消耗状態」であり，過労，心労，睡眠不足が慢性化することで起きる．東洋医学ではがんの手術，放射線療法，化学療法においても同様の病態が生じると考えられている[1]．

気血両虚というと全身的な気虚・血虚を指すが，特定の機能系統に顕著な場合には臓腑の用語が頭に付けられる．本症例では，腎と心とに関係がある．

心血虚

心気虚（軽症），心陰虚（重症）の中間の病態と考えるとよい．過度の心労，過労，睡眠不足が慢性化した状態で生じる．心陰虚にみられるような口渇，ほてり，のぼせ，寝汗はないものの，焦燥感に加えて，睡眠障害（中途覚醒，夢が多いことが特徴），動悸（夜間に増悪傾向）が生じる（☞p28，90参照）．

コラム15　腎陰虚と腎陽虚

腎虚（☞p46参照）には，主に2種類がある．腎虚が進むと，暑さ・寒さに対する感受性が極端となり，一方は極端に暑がり，もう一方は極端に寒がる．

女性の場合によくみられる卵巣機能低下に伴う更年期症状（ほてり，のぼせ，不眠など精神症状）もこれにあたる．かつては全身の冷え性で悩んでいた女性が，逆に暑がりで悩むようになるという状態を，腎陰虚と呼ぶ．

逆に，寒がりのパターンに移行していく場合を腎陽虚と呼んでいる．いわば，身体の熱エネルギーが低下してしまう状態で，冷えの自覚とともに，意欲（情"熱"と置き換えてもよい）もまた低下してしまう．また，「性格が丸くなった」「おとなしくなった」というのも職場環境としては肯定的に捉えることもできるが，東洋医学では加齢による「予備能」の低下，腎陽虚とみているのである．冬に症状がより増悪する傾向がある．

❏ 診断にいたる思考過程

　①～③，⑧⑨の所見は，いずれも化学療法の後から生じたものであり，気や血の消耗や腎虚進行の可能性がある．

　①「立つとき，しゃがむときに膝が痛い」，②「朝も膝が強ばっていて動かしにくい」，③「手指の関節痛，こわばりもあるが，膝ほどは強くない」は，いずれも膝について述べている．東洋医学において，膝は筋肉と関係が深いと言われている．血虚になると筋肉は疲労しやすくなり，やせてくる．また，膝を支える腱や靱帯も柔軟性を失い，突っ張りやすくなるために，こわばりや痛みを生じやすくなる．膝に最も過重がかかる立ち上がりとしゃがむという動作の際に最も痛みを感じているのがわかる．

　③「手指の関節痛，こわばりもあるが，膝ほどは強くない」は，関節周囲の筋量の多い関節がより影響を受けている．つまり，関節痛は血虚の要因が強いことがわかる．

　荷重以外に，夜間は最も筋や腱のこわばりが強くなる時間帯とされている．⑩「歯ぎしりを歯科医院にて指摘されたことがある」もその例である．他に“こむらがえり”である腓腹筋の攣急も，夜間睡眠時の強い筋収縮によって起こり，血虚が関係している場合がある．また，血虚になるとストレス耐性が減弱し，普段以上にストレスを感じやすくなる．

　④「暑がりで冷房が好きだが，ほてりはない．手足の冷えの自覚はない」は，腎虚でも腎陽虚なのか，腎陰虚なのかを確認したものである．極端ではないが，軽度腎陰虚の傾向であることがわかる．

　⑤「入浴しても症状の軽快はない」「湿度，寒冷刺激など天候の変化による増悪はない」は，腎虚以外に関節痛の増悪因子がないかを問診している．たいていの場合，入浴により症状は改善する．つまり，温めると改善し，逆に冷やすと増悪する．附子，細辛，麻黄，桂皮などの生薬を使う目標となる．経過中に「朝の入浴で手のこわばりが楽になる」という問診がとれている．湿度上昇も増悪因子になることが多いが，本症例ではその影響はなさそうである．

　⑦「最近，倦怠感と食欲不振を自覚するようになった」は，気虚，脾気虚

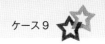

（☞p6，50参照）を示唆する所見である．

⑧「化学療法を始めてから，中途覚醒と，夜間に1回トイレに行くようになった」は，中途覚醒は心血虚，夜間頻尿は化学療法による腎虚の進行と考えることができる．

⑨「3ヵ月前に最後の月経があった」は，術後内分泌療法による影響であるが，東洋医学では医原性に腎虚，特に腎陰虚が形成されていると考える．自然閉経に比べ，急激に女性ホルモン分泌が低下するために，更年期症状がより早期に出現する．

処方する漢方薬はコレ 加味帰脾湯1包，分1（眠前），大防風湯3包，分3

どちらも気血両虚に対応した処方である．加味帰脾湯は心血虚に適しており，睡眠障害のなかでも中途覚醒の改善に適している．大防風湯は，気血両虚の基本薬である十全大補湯に，関節痛などの疼痛緩和作用を有する生薬が加えられたものである．

処方上の注意点

血虚に用いる当帰は，胃にもたれる場合があり，「胃腸があまり強くない」「抗菌薬や解熱鎮痛薬でお腹をこわす」といった患者には注意して処方する必要がある．今回の加味帰脾湯と大防風湯のいずれにも当帰が配合されている．あらかじめ，胃腸にもたれる場合があると伝えておいて，本人が心配な場合や，胃もたれが生じた場合には食後の内服としてもらう方法がある．それでも継続が難しい場合は，当帰を含んでいても，胃腸に影響が少ない当帰建中湯や当帰湯などを検討する．

❏ 経 過

1ヵ月後，「元気になってきたように思う」という印象に合わせて，手，膝の朝のこわばりが軽減し，立ち上がることが抵抗なくできるようになった．

2ヵ月後には中途覚醒が減少し，食欲不振も改善した．

　半年後に，「朝の入浴で手のこわばりが楽になる」という問診がとれ，加味帰脾湯を桂枝芍薬知母湯に変更して，その後も経過良好である．

もっと知りたい！ 漢方薬

㉒膝に対しての特別な生薬

　膝や下肢の筋肉の症状に対する生薬として，杜仲や牛膝がある．杜仲というと杜仲茶を連想するかもしれないが，杜仲茶は葉を使い，漢方薬のなかの杜仲は樹皮を使っている．牛膝は名前のとおり，膝の症状と密接に関係がある．牛車腎気丸という漢方薬には牛膝が入っており，大防風湯には杜仲と牛膝の両方が入っている．両者はどちらも腎虚の膝関節痛に用いることができるが，血虚を改善したい場合は，牛車腎気丸よりも大防風湯が優れている．

　背景に血虚があれば，当帰を含む補血薬がまず必要である．東洋医学の補血は，現代医学の「鉄欠乏貧血に対して鉄剤で補う」とはまったく異なる概念であり，気血両虚の用語解説を参照していただきたい（☞p105）．

㉓血虚の症状は，なぜ夜間に強くなる？

　血虚の症状は，1日のなかでは夜間に強く表れると考えられている．血は日中には体表部に多く供給されるが，睡眠時には臓腑の機能回復のために体表部から体内に戻ってくることがその原因であると考えられている．睡眠時に寝具をかけるのは，"血の不足した体表部を温めるため"である．

　血虚がある場合，夜間に特に影響を受けやすいのは四肢である．

　整形外科では，芍薬甘草湯が腓腹筋攣急（こむら返り）に対して頻用されている．腓腹筋は四肢末梢にある筋肉のなかでは筋量が多く，血虚の影響を受けやすいと考えられている．四肢がぴくぴくする，むずむず脚症候群も，血虚との関連を考えている．

　芍薬甘草湯が効く場合には，血虚が関係していると考えられる．対症療法としての芍薬甘草湯よりは，血を補う処方を選択することで，中長期的に腓腹筋攣急を生じないようにすることを目標にする．今回用いた大防風湯も，その1つである．

㉔東洋医学における関節痛の病理のまとめ[2,3]

　寒冷刺激で増悪：附子，乾姜，桂枝，麻黄などの生薬を使用する[1].

　主に上半身：桂枝加朮附湯，葛根加朮附湯（葛根湯も可）.

　主に下半身：苓姜朮甘湯，真武湯.

　葛根加朮附湯がない場合は，附子末（ブシ末）を1〜2g加えることで代用できる.

　湿度上昇で増悪：蒼朮などを含む生薬を使用する.

　主に上半身：二 朮 湯.

　主に下半身：防已黄耆湯.

　加齢が要因：身体の機能低下によるもの（腎虚）で，腰膝部の脆弱性や筋量減少がみられる. 地黄を含む八味地黄丸，六味丸，牛車腎気丸，大防風湯を用いる. 即効性はないため，長期内服により改善を図る.

　夜間に増悪：血虚や瘀血が考えられる. 外傷，手術歴があれば瘀血の可能性が高い. 疎経活血湯，桂枝茯苓丸，桂枝茯苓丸加薏苡仁など.

　痛みへの固執傾向：柴胡，釣藤鈎，香附子を含む処方を選択する（抑肝散，四逆散など）.

　四逆散には芍薬と甘草が含まれ，筋弛緩作用を有している. 寒冷刺激でも増悪するが，局部の熱感がある場合もあり，痛みがより強い場合は桂枝芍薬知母湯という選択肢がある.

📖 **文　献** ....

1) 北島政樹（監）：がん漢方，南山堂，東京，2012
2) 入江祥史（編著）：漢方処方　定石と次の一手，中外医学社，東京，p154-168，2016
3) 田中耕一郎：慢性疼痛の漢方治療レシピ. 医事新報 **5020**：18-32，2020

CASE 10　1 年前から意欲低下し，うつ病と診断（70 歳代，女性）

……………………………… • 脳神経内科からのコンサルト 🖉 • …………………………

　1 年前より意欲低下を認め，家事もままならなく，1 日中ぼんやりと過ごす日が多くなったようです．言葉数が少なく，動きも緩慢です．軽度認知機能障害については，十分な協力を得られなかったものの，明らかな記銘力障害は認めませんでした．また，Parkinson 病などの精神変性疾患も神経学的所見，画像所見ともに否定的でした．

　うつ病と診断し，SSRI などの抗うつ薬や抗不安薬の内服も行ってきましたが，明らかな改善がみられません．東洋医学的なアプローチは何かありますでしょうか？

　同居の夫と来院されるようです．

…………………………………………………………………………………………………

❏ 東洋医学科で診断のポイントとなった所見

①もともとは積極的な性格で，家事にも介護にも精力的に関わっていた．夫は，「こんなやつじゃなかったんだよ，もともと活発で……」と話している．

②発症以前から，両親の介護に加え，子どもの他界などの精神的負担があった（あまりその話はしたくないご様子であった）．

③最近，倦怠感と食欲不振を自覚するようになった．食事には少ししか手を付けない．

④言葉数が少なく，声が小さく，表情は乏しい．自分から話すことはほとんどない．

⑤笑顔がみられず，ため息が交じる．ぼんやりとしているようにみえる．

⑥寒がり，暑がりの極端な隔たりはなく，ほてりはない．

⑦睡眠を長くとっても疲れがとれない．

⑧易怒性はない．

⑨145 cm，50 kg で，体重変化は以前と比べ 2 kg 程度減少．

⑩腹診上，腹力弱，胸脇苦満なし

❏ 診　断

気血両虚（心血虚，肺気虚）

コラム 16　　気血両虚の分類

　身体活動を支える気，血の不足である気血両虚（＝気虚＋血虚）には，複数の類型が存在する．ケース⑤（☞p85 参照）では睡眠障害，過労を背景とした気血両虚，ケース⑨（☞p105 参照）では手術，化学療法，放射線療法による心身への"負荷"による気血両虚であった．東洋医学における五臓のどれが最も顕著に影響を受けているかによって，処方が変わってくる（下表）．

気血両虚の類型と処方例

気　虚	血　虚	症　状	処方例
脾	肝	手術・化学療法・放射線療法・出産・加齢による食欲低下，倦怠感，冷え	十全大補湯
肺，脾	肝	慢性咳嗽など呼吸器感染症が遷延化，ぼんやりとする，意欲低下，自己憐憫など否定的な感情が目立つ，過労，心労	人参養栄湯
脾	心	食欲低下，睡眠障害，過労，心労，焦燥感，動悸（夜間に増悪）	帰脾湯

　血虚の身体症状として，脱毛，皮膚の乾燥，筋肉がつりやすいなども重要である．高齢者が「夜に足がつりやすい」と訴えるのは血虚が背景にあるためで，芍薬甘草湯を頓用する方法以外に，血を補う処方を合わせておくとよい．また，血虚ではストレス耐性が弱くなるのが特徴である．

　気血両虚に対する基本処方は十全大補湯である．手術などの侵襲，月経の諸問題，加齢により気血を消耗したときの，典型的な処方候補となる．

　人参養栄湯と帰脾湯は十全大補湯のバリエーションである．帰脾湯は心血虚に重点があるため，焦燥感や集中力のなさに加えて，睡眠障害（中途覚醒，夢が多いことが特徴）や動悸（夜間に増悪傾向）などの症状がある場合に用いられる．人参

養栄湯は，慢性咳嗽などの呼吸器症状に対応している．人参養栄湯は心血虚にも働くが，帰脾湯よりも弱い．しかし，痰飲という病理産物の心への蓄積を改善するとされ，慢性化したより高齢の患者に適している．また，現在ではフレイルにもよく用いられるようになってきている[1]．

❏ 診断にいたる思考過程

①「もともとは積極的な性格で，家事にも介護にも精力的に関わっていた．夫は「こんなやつじゃなかったんだよ．もともと活発で……」と話している」ことから，もともとは気血は充実しており，精力的に物事に取り組んでいたことがわかる．

②「発症以前から，両親の介護に加え，子どもの他界などの精神的負担があった」ことから，喪失体験を含め，"心"に酷く負担がかかっていたことがわかる．そのため，⑤「笑顔がみられず」のような喜びを失った状態となっている．心労が長期にわたると心気虚から心血虚へさらには心陰虚へと移行する（☞p90 参照）．また，「あまりその話はしたくないご様子であった」ことから，"感情の未消化"（☞p48 参照）が生じていることがわかる．これは"脾"に負担をかけ，③「最近，倦怠感と食欲不振を自覚するようになった．食事には少ししか手を付けない」のように，脾気虚（食欲不振，倦怠感，意欲の低下）の原因となる．

④「言葉数が少なく，声が小さく，表情は乏しい．自分から話すことはほとんどない」は気虚，特に肺気虚の症状である．

⑤「ため息が交じる」には，溜まった空気を強く吐き出すようなストレス性の気滞によるため息と，肺気虚で呼吸が浅く，かすれ，か細く弱々しいため息がある．本症例は後者と考えられた．「ぼんやりとしているようにみえる」，⑦「睡眠を長くとっても疲れがとれない」，⑩腹診上，「腹力弱」は全身的な気虚の症状と考えられた．

⑥「寒がり，暑がりの極端な隔たりはなく，ほてりはない」からは，処方選択の際に，陽虚/陰虚がないか，冷ます/温める処方が必要かを検討する．気

血両虚でも，冷え（陽虚）が強い場合は十全大補湯がよい．

⑧「易怒性はない」，⑩腹診上，「胸脇苦満なし」からは，"肝"の機能低下はないと考えられた．

⑨「145 cm，50 kg」からは，食欲低下があっても極端な体重減少はまだ認めていないことがわかる．

処方する漢方薬はコレ 人参養栄湯（3包，分3），甘麦大棗湯（1包，分1，眠前）

処方上の注意点

軽度認知障害を含め認知症は否定的であったが，認知症にうつ症状やアパシーを伴う場合があるため，引き続き経過観察が必要である．

甘麦大棗湯は喪失体験による精神症状によく適している．しかし，甘草の量が5 g/日と多い．高齢者であり，偽アルドステロン症のリスクもあることから，1日1包とした．

本人に対しても，家族に対しても，症状の改善を急がせないことが大切である．また本人に尋ねても返事はぽつぽつとしか出てこないために，診療時には急かさず時間をかけて，本人の緊張を解くように努める．そして，話を聞きつつ，ちょっとした表情変化や動作を注意深く観察する．さらに，"心"を傷めた患者にとっては，夫など身近な方による症状形成への理解が不可欠である．

❏ 経　過

3ヵ月後，診察中に笑顔がみられるようになった．夫からも「前よりも明るくなったのではないか」という発言があった．診察中の言葉数も徐々に増え，"硬く閉じていたようなご様子"も軽減してきた．半年後には，本人も「何か元気になってきたように思う」と発言するようになった．以前のようには家事ができないものの，症状は明るくなり，夫との会話を楽しむまでに回復した．

コラム 17　　重責，家事，介護の報われない思いや喪失体験は，"心"を傷つける

　東洋医学の"心"という臓は，五臓のなかでも特別で，位置づけが高い．東洋医学理論では，五臓はそれぞれ感情と結び付けられているが，"心"は世の中への使命感といった，自分を超えたより大きな目標・課題のために力を発揮する．私たちが仕事上で背負う責任，重圧に対応するのは"心"の機能である．"心"は達成感や「報われた」という気持ちによって力づけられるが，長期に及ぶ過度の負担や「報われない」という思いにより消耗し，結果として喜びという感情を喪失してしまう．意欲の低下，うつ症状のなかには，東洋医学の"心"の問題（心気虚，心血虚，心陰虚）が隠れていることがある．諸外国では2～25％，日本でも17％の医師にみられるといわれている"燃え尽き症候群"というのは，東洋医学的には"心"を酷使した結果とみている[2]．"心"にストレスを受ける人は，精神的には成熟しており，他者を責めずにしっかりと受け止めて，自分の責任と考える傾向がある．"心"を守るには十分な睡眠と，自分の正直な気持ちを無防備に吐露しないことが必要である．自分の正直な気持ちや悩みを信頼できる人に相談して，痛みを分かち合うというのは，"心"を癒す．しかし，現在では自分の正直な気持ちがSNSなどのインターネットに流れると，心ない誹謗中傷を受けることがある．それによって最もダメージを受けるのは，"心"である．"心"が弱っているときは，自分の正常な判断力も失われ，不安が誘発されやすい．そのようなときには，SNSなどのメディアとの接触を極力避けた方がよい．

　他に介護・育児，家族・近親者・親友の他界などの喪失体験も"心"を傷める．喪失体験は，時間が徐々に解決に導いてくれることも多いが，精神症状が強く出る場合は，甘麦大棗湯を用いるとよい．本人のためには，処方をできるだけ控えめとし，「自分の力で乗り越えた」という思いを残すことが，"心"を回復させ，強くする．

　ある特定の感情が執拗な場合は，次の表を参照していただきたい．

ストレス事象の受け止め方と感情

東洋医学臓腑	正の感情	負の感情	身体症状	ストレス事象と反応の特徴	処方例
心（喜）	達成感	喜びの喪失，報われない思い	動悸，不眠，焦燥感，集中力欠如	受容	甘麦大棗湯
肝（怒）	義憤，決定力	愚痴，易怒性，他罰的	歯の食いしばり，歯ぎしりなど	主張する	抑肝散四逆散
脾（思）	包容，許容	くよくよ，思いの反芻	腹痛，腹張	貯め込む	六君子湯
肺（憂）	規律，秩序尊重	自己否定的，自己憐憫，過剰反応	ため息，咳嗽，咽喉頭異常感，過換気	自罰的	半夏厚朴湯補中益気湯
腎（恐，驚）	意志の強さ，持続力	恐れ	腰痛，失禁など	過労，辛抱強さ	八味丸

（東洋医学的基礎理論を基に筆者の私見を加えた）

コラム 18　精神の"心"的，"肝"的，"肺"的要素

　"肺"の機能が正常なときは，規律や秩序に従って，物事を処理する力となる．それが行き過ぎると，冷徹な印象が強くなる．"肺"は宰相と比喩されてきた．法に従い，合理的に物事を処理する力があり，攻撃的な"肝"とバランスをとりながら，"心"を守っている．"心"を守り，燃え尽きないためには，"肝"の強さと"肺"の冷徹さの両者が共に必要なのである．

　人間の精神には，"心"的，"肝"的，"肺"的要素のいずれもが宿っているが，性格という形で個々人に表現型の違いがある．物事は必ずしも自分だけで解決しなくてはいけないわけではなく，職場内であれば，"心"的，"肝"的，"肺"的要素の協力関係があれば，産業医学的には健康な労働衛生環境となる．職場における立場に例えると，院長は"心"的要素で，安全管理部長は"肝"的要素，事務長は肺"的要素になぞらえることができ，身体内の精神的な健康を守るのと同様に，身体外の人間どうしで構成される組織の健康を守る仕組みであるといえるかもしれない．

もっと知りたい! 漢方薬

㉕東洋医学的にみる"春のうつ症状"と"秋のうつ症状"の違い

　単にうつ症状といっても，東洋医学的には類型がある．東洋医学の臓と季節とは紐づけられており，春は肝・気滞，秋は肺・気虚が主に関係すると考えている．そして，肝・気滞には柴胡を含む処方（四逆散，柴胡桂枝湯，小柴胡湯など），柴胡と釣藤鈎を含む処方（抑肝散）を用いる．肺・気虚には補中益気湯などの黄耆，人参を含む補気剤が用いられる．

　また，秋冬にうつ症状が増悪する場合は，身体的には"冷え"の自覚，感情的には"気持ちの熱量も少なく，情熱に欠ける"状態と考え，桂皮などを含む温める処方を検討する．具体的には，苓桂朮甘湯や桂枝加朮附湯などが挙げられる．

📖 文　献

1）Hajime N, et al：Kampo medicines for frailty in locomotor disease. Front Nutr **26**：5-31, 2018
2）河村由更可，伊藤　慎：燃え尽きの疫学—諸外国の状況も含めて．治療 **101**：522-525, 2019

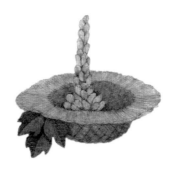

CASE 11　ここ1年で増悪してきた左半身のしびれ（40歳代，男性）

　7年前に構音障害，左不全麻痺にて緊急受診され，右中大脳動脈領域の脳梗塞と診断されております．現在は歩行障害も改善し，ご本人としては少し言葉が出にくい感じがあるものの，日常会話に不自由はなく，他覚的にも構音障害は認めておりません．ただし，発症直後から生じている左半身のじんじんするしびれが継続し，ここ1年増悪傾向を認めています．針筋電図は正常範囲でした．当科においてもduloxetine は無効であったため，牛車腎気丸を処方し，しびれはいったん5/10に半減しましたが，1ヵ月後には8/10に戻ってきています．東洋医学的に何か選択肢はありますでしょうか．

　現在の内服薬：clopidogrel，famotidine，amlodipine，atorvastatin，牛車腎気丸

❏ 東洋医学科で診断のポイントとなった所見

①左顔面，左頸部，大腿背側～左下腿外側～左足底部にしびれを自覚

②就寝時に下肢がつりそうになるが，芍薬甘草湯は無効

③牛車腎気丸を開始してから，特に歩行時の痛みが軽減した．

④しびれは起床時に最もひどく，日中に徐々に軽減し，就寝前は症状を自覚しない．

⑤しびれは寒冷刺激や湿度上昇による増悪はない．

⑥暑がり，熱い風呂は苦手で冬の方が過ごしやすい．ただし，手足末梢は冷える．

⑦便秘があり，排便は3日に1回

⑧脳梗塞発症前は，喫煙40本/日，飲酒過多であった．

⑨2年前に会社が倒産し，無職となっている．

⑩167 cm，67 kg で2年前と比べ3 kg程度増加

⑪脈診：細，尺無力（☞用語解説）

⑫腹診上，腹力あり，胸脇苦満（＋）　心下痞硬（＋）（☞用語解説）.

用語解説

脈診：細

　脈が細とは，触診した血管の太さを表現したものであるが，個人差が大きい．男女によっても違いがある．このため何 mm から細いといえるわけではないが，定義としては「糸のように細く触れる」とされている．「糸のように細い」以外に，日常診療から体型，性別，筋肉量と平均的な脈の太さを紐づけておき，平均的に仮定される脈の太さよりも著しく細いと感じられる場合を細としている．また，一人の患者を診ていく経過のなかで，細くなったという変化を細と表現する場合もある．主な病態としては血虚，気虚，気血両虚が考えられる．

用語解説

脈診：尺無力

　東洋医学の脈診は橈骨動脈上の茎状突起の内側にあたる箇所（関）に第 3 指，その末梢側（寸）に第 2 指，中枢側（尺）に第 4 指を置いて触診する．第 4 指の箇所の脈が触れにくく，弱いと感じる場合を尺無力という．腎虚の所見である．

用語解説

腹診：胸脇苦満，心下痞硬

　いずれも気滞の所見である．胸脇苦満は「脇腹の張り，痞えた感じがして苦しい」という自覚的な訴えの場合もある．精神症状がほとんどみられないにもかかわらず，腹診にて強い胸脇苦満がみられる場合もあり，診断の参考となる．本人が強いストレスを「押し殺している」際にみられる乖離である．肋間神経痛にみられる症状の一部もこれに当てはまる．処方としては，四逆散，小柴胡湯，その類似処方（柴胡桂枝湯，柴胡桂枝乾姜湯，柴胡加竜骨牡蛎湯など）を用いる目標となる．

　自覚症状としては「鳩尾が痞える」という訴えを心下痞といい，嘔気，下痢を伴う場合がある．腹診上，心窩部を触診して痞えと硬さを感じる所見を心下痞

硬という．半夏瀉心湯が用いられる目標である．同じ心下痞硬でも，胃腸が弱く，寒冷飲食によって下痢をする場合（脾陽虚☞p7, 60参照）には人参湯を用いる．

　胸脇苦満と心下痞硬の両者がある場合，つまり心窩部を含む季肋部の広範囲な気滞を認める場合には大柴胡湯が用いられる．

❏ 診　断

気滞，血虚（肝鬱気滞，肝血虚，腎虚）

　生活上の不摂生による血虚（☞用語解説），精神的ストレスにより生じた気滞（☞p72参照）が主病態と考えられた．

用語解説

血虚

　血虚になると月経の間隔は延長し，経血量は減少し，無月経となる場合もある．精神活動においては，感情処理機能が低下し，容易に怒り，不安が生じやすくなり，良好な睡眠状態が得られなくなる．女性の更年期の場合，特に両者は連動する．

　血虚の病態についての科学的検証はまだ明らかではない．病態仮説としては，末梢の微細な循環動態不全や血中を流れるホルモンや神経伝達物質などの生理活性物質の低下などの報告がある．

　血虚は他に絶対的な血流量の低下という「血液」に近い概念も含んでいる．腓腹筋攣急はその代表的な病態である．絶対的な血流量の低下によって影響を受けるのは末梢の血流豊富な筋肉である．足がつるのは，軽度の血虚があるときにも生じ，芍薬甘草湯が対症的に用いられる．しかし，血虚がさらに進行してしまった場合には，血虚の治療をしないと芍薬甘草湯の効果が得られなくなってしまう．

❏ 診断にいたる思考過程

　　①の感覚障害の部位については，伝統的に左側は血の問題（血虚，瘀血）が多いとされている．他に身体側面は精神的ストレスの関与，足底は腎虚を考える．

　　②からは血虚が進行していることが考えられる．

　　③の牛車腎気丸は処方名にあるように，加齢に伴う“腎”虚の処方であるが，地黄が配合されているために，血虚にも用いることができる．牛車腎気丸は血を補うだけではなく，牡丹皮，牛膝により末梢循環を改善し，附子による鎮痛作用もあることから，下肢の感覚障害に頻用される選択肢である．牛車腎気丸を用いていったん症状が半減したことや，再燃しても開始してから，特に歩行時の痛みが軽減したことから，一定の効果は得られていることが考えられる．

　　④しびれの日内変動は，起床時に最もひどく，日中に徐々に軽減し，就寝前は症状を自覚しないことから，精神的ストレスによる気滞が最も考えられる．⑨の社会的背景もそれを示唆する．

　　⑤はしびれの増悪因子を問うている．よくみられる寒冷刺激（寒邪）や湿度上昇（湿邪）による増悪はない．

　　⑥と⑤の寒冷刺激による増悪がないことから，身体を温める処方は必要ない．末梢の冷えは本症例の場合，血虚と考えた．

　　⑦より便秘があり，大黄配合の処方を検討する．大黄は瀉下以外に鎮静，末梢循環改善（瘀血に対して用いられる）の作用がある．

　　⑧からは脳梗塞発症前に生活上の不摂生があったことが考えられ，東洋医学的には気，血を消耗する状態であったと考えられる．

　　⑩の体型から想定される脈よりもかなり細く，⑪脈細であり，血虚は進行していると考えられる．また　⑪尺無力からは腎虚が考えられる．

　　⑫腹診上，腹力があることから，著しい気虚はない．しかし，胸脇苦満，心下痞硬を両方認め，慢性的な精神的ストレスから広範囲の気滞が生じている．

処方する漢方薬はコレ 大柴胡湯（3包，分3），牛車腎気丸は併用

　大柴胡湯の利点は鎮静効果が高いこと，欠点としては血を補う作用がないことが挙げられる．そのため，牛車腎気丸との併用がよいのか，当帰など補血作用をより有する処方に変更すべきなのかが，今回の初診後の見極めとなった．

処方上の注意点

　大柴胡湯と大柴胡湯去大黄という処方がある．処方名が異なるために間違えることは少ないが，大柴胡湯去大黄とは大柴胡湯から瀉下作用のある大黄を取り去った処方である．大柴胡湯を使いたいが便秘傾向のない場合には，大柴胡湯去大黄が適する．

　また便秘傾向のある場合でも，鎮静作用により精神症状が落ち着いてくると，より軟便や下痢を生じやすい．そのため，興奮性の精神症状が強い場合には大柴胡湯，その症状が緩和してきたときには大柴胡湯去大黄がよい．つまり，大黄配合の方が鎮静効果は高い．

❑ 経　過

　1ヵ月後，腹診での胸脇苦満，心下痞硬の所見は軽度改善がみられたものの，しびれの症状は変化を認めなかった．大柴胡湯にて排便は2日に1回となった．2ヵ月後，下痢，軟便が出現する場合もみられたため，大柴胡湯を1日2回朝夕に減量し，大柴胡湯去大黄を昼1回として排便状態を調整した．

　3ヵ月後，歩行時のしびれは軽減したものの，睡眠時に「足の筋肉がぴくぴくとする」との訴えがあり，血を補い，気滞とそれに伴う筋緊張緩和を期待して牛車腎気丸から抑肝散に変更した．変更して1ヵ月後，左足のしびれはほぼ消失し，左頸部のしびれも改善傾向がみられた．以後，大柴胡湯（昼のみ大柴胡湯去大黄）と抑肝散にてしびれの症状は消失し，再燃は認めていない．

途中から大柴胡湯と抑肝散の併用に変更した利点として，気滞に対しての作用が強化されている．また血を補う当帰，血を巡らせる川芎といった血に働く生薬が増えている．抑肝散は精神症状以外に筋緊張を緩和させる作用が特徴で，睡眠時の足の痙攣に有効であった．

コラム 19　感覚障害の日内変動

　1日の日内変動を聞くことは，東洋医学的な病態の考察となる．起床時に最もひどい場合は精神的ストレスとの関係を疑う．朝はよいものの夕方にかけて増悪するような症状の場合は気虚の可能性がある．睡眠によって回復した気（"活力"にたとえられる生命活動のエネルギーのような概念）が日中の活動によって消耗し，気が不足するタイミングで症状が現れると考えるためである．夜に症状が悪化する場合は血との関係が示唆され，瘀血，血虚の存在を考える．足がつるのは血虚と関係が深いため，夜間に症状が現れやすい．

コラム 20　脳梗塞後遺症へのアプローチ

　脳梗塞後遺症は一朝一夕にいかない場合が多々ある．そのため，症状以外に腹診所見も合わせて3ヵ月から半年単位で処方を検討する必要がある．

　脳梗塞後遺症のなかでも筋力低下については漢方薬では難しいことが多い．しかし，筋拘縮予防や緩和やリハビリテーションを阻害する易怒性など精神症状の緩和からアプローチは可能である．

　脳梗塞後遺症での感覚障害では，慢性疼痛の脳血管障害後疼痛（慢性神経障害性疼痛の分類）と同様のアプローチを行う[1]．慢性神経障害性疼痛では持続的な炎症が中枢性感作を引き起こし，易興奮性と過剰興奮が「ひりひりした灼けるような」「ぴくぴく・チクチクした」痛みとアロディニア（異痛症）を引き起こす．東洋医学での報告で用いられている処方には，柴胡加竜骨牡蠣湯と抑肝散（視床梗塞後の舌のしびれ），真武湯（脳梗塞後の流涎，小脳梗塞後の歩行障害），桂枝加竜骨牡蛎湯（視床痛），半夏厚朴湯（Wallenberg症候群の嚥下障害，吃逆），抑肝散と桂枝茯苓丸（下肢疼痛，しびれ），抑肝散（情動不穏），猪苓湯（尿閉）などがある．

　世良田ら[2)]によれば，アロディニアは陰虚（血虚のより進行した病態）であり，六味丸，四物湯，麦門冬湯が用いられている．

　脳梗塞急性期には，柴苓湯（五苓散と小柴胡湯を合わせた処方構成）での報告もみられる．五苓散は慢性硬膜下血腫の治療に対して脳外科で頻用されている処方であるが，アクアポリン4阻害による脳浮腫改善効果の報告がある．五苓散に鎮静消炎作用の小柴胡湯を合わせたものが柴苓湯である．婦人科の不育症で頻用されている処方でもあり，免疫寛容に働くのではないかという仮説がある．柴苓湯は黄芩によると考えられる間質性肺炎の副作用があるために，呼吸器系の基礎疾患を有する患者には特に注意する必要がある．

もっと知りたい! 漢方薬

㉖芍薬甘草湯の作用と無効の場合

　主要成分である芍薬のペオニフロリンと甘草のグリチルリチンが両方含まれていないと筋弛緩作用は得られない．いずれかの成分単独では，筋弛緩作用は減弱どころかまったく得られない．薬学研究でもこの現象を説明する受容体やカスケードなどの作用機序の詳細は明らかになっていない．

　東洋医学的な作用機序仮説では，芍薬と甘草で筋攣急部位に血流を増加させることで，筋弛緩作用を得るとされている．

　芍薬，甘草の2つの生薬のみを内服（1回分は芍薬2g，甘草2g）することにより筋弛緩効果が得られる．漢方薬のなかでも，腓腹筋攣急に対して即効性が得られる処方のため，自他覚的にも評価がしやすく，1回内服することで継続の有無の判断ができる．

　芍薬と甘草が配合されている処方は他にも多くみられるものの，芍薬甘草湯以外では臨床的に明らかな筋弛緩効果は得られない．たとえば四逆散は，芍薬，甘草以外に柴胡，枳実という4つの生薬で構成されている．四逆散の1回内服量は芍薬4/3g，甘草0.5gであり，特に甘草の量は芍薬甘草湯の1/4と少ない割合となっている．夜間の腓腹筋攣急に対して，芍薬甘草湯の代用としても自覚的な症状改善が認められる．

　日本東洋医学会では偽アルドステロン症の防止のために1日内服量を3g以下にすることを推奨している．その点からも芍薬甘草湯は，他の処方に比

べ甘草量が多く設定されており，筋弛緩効果の必要条件とも考えられる．また東洋医学では，生薬の種類を増やせば増やすほど"生薬間で薬効が相殺し"効果は減弱するとされている．

　効かない場合は血虚が進行している可能性があるか，または精神的ストレスが日常的に持続している場合である．地黄，当帰を含んだ処方を検討する．牛車腎気丸，抑肝散はその選択肢の1つである．

㉗感覚障害の部位による鑑別と処方例（下表）
　身体の側面の痛み，しびれの症状は精神的ストレスに，背面・足背の痛み，しびれは寒冷刺激による増悪がみられやすい部位とされる．また，足底は加齢に伴う機能低下（腎虚）と関係が深い．

感覚障害部位	増悪因子	主要生薬	処方例
側胸部，側腹部	ストレス（気滞）	柴胡，香附子	柴胡桂枝湯，四逆散
背部	寒冷刺激（陽虚）	麻黄，附子	麻黄附子細辛湯
上肢	寒冷刺激（陽虚） 多湿（痰飲）	蒼朮，附子 麻黄	桂枝加朮附湯 葛根湯 二朮湯
下肢	寒冷刺激（陽虚） 多湿（痰飲） 加齢（腎虚）	乾姜 麻黄，薏苡仁 地黄，附子	苓姜朮甘湯 麻杏薏甘湯 牛車腎気丸
足底	冷え（陽虚） 加齢（腎虚）	附子	牛車腎気丸 八味地黄丸

　精神的なストレスが背景にある場合や，感覚過敏を感じさせる場合は，柴胡の配合された処方を用いる．寒冷刺激による増悪には附子を，低気圧，台風など湿度上昇による悪化には蒼朮の入ったものを，寒冷刺激，湿度上昇ともに影響を受けている場合には蒼朮，附子の両方が配合されたものを選ぶ．
　麻黄は寒冷刺激のある場合にもよい適応であるが，脳梗塞で「頭がぼんやりする」という場合に，交感神経賦活作用を期待して用いることがある．麻黄の1日量は多くても3g以下とする．麻黄を含む代表処方に葛根湯がある．麻黄湯は麻黄の量が5g/日と多いため連用には望ましくない．
　アロディニアには四物湯など当帰，地黄の入ったものを検討する．疎経活血湯，大防風湯はその例である．四物湯や六味丸を上記の処方に合わせる方

法もある.

文 献

1）田中耕一郎：慢性疼痛の漢方治療レシピ．医事新報 **5070**：p18-32，2020
2）平田道彦：すぐに使える痛みの漢方処方ハンドブック：現代に合わせた本格的な漢方薬の応用-病態と漢方薬の特性を捉える．世良田和幸ほか，南江堂，東京，p4-5，2019

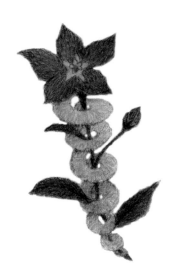

CASE
12

15分ごとの尿意，尿意切迫時の疼痛
（40歳代，女性）

・・・・・・・・・・・ • 泌尿器科からのコンサルト（X年1月受診） • ・・・・・・・・・・・

　3年前より15分ごとの尿意，尿意切迫時の疼痛，残尿感を自覚され，1年前の12月に当科を受診されました．細菌性膀胱炎の罹患はなく，他にはっきりとした誘因は認めませんでした．蓄尿量は100 mLであり，膀胱鏡検査を施行したところ膀胱粘膜に点状出血を認め，間質性膀胱炎と診断いたしました．mirabegronを処方しましたが効果が認められません．血算，生化学，甲状腺機能は基準値内で他の特記すべき所見もありません．東洋医学的に何か選択肢はありますでしょうか．

❏ 東洋医学科で診断のポイントとなった所見

　　①やせ型，浅黒く，筋肉質で神経質な性格
　　②月経時に便秘が増悪（膀胱炎は増悪なし）．
　　③緊張時，寒冷時に膀胱の症状の増悪なし．
　　④夜間尿1～2回のため中途覚醒
　　⑤食欲あり，胃もたれなし．
　　⑥頻尿だが尿量は少なく，尿の色は濃い．
　　⑦月経：順．月経時に便秘となるが，膀胱炎の増悪は認めない．
　　⑧8年前に流産している．
　　⑨舌質：紅色，黄色苔，舌下静脈怒脹あり．
　　⑩口唇紫
　　⑪清心蓮子飲を用いるも無効であった．

❏ 診　断

湿熱証，腎陰虚

　　湿熱とは，東洋医学的には炎症の一系を指す（☞用語解説）．腎虚とは，加齢に伴う泌尿生殖器の機能低下を示している．腎虚には主に腎陽虚と腎陰虚

の二系統がある．女性の多くは腎陰虚に，男性は腎陽虚に移行する傾向がある（☞p105 参照）．

用語解説

湿熱

　湿熱とは東洋医学的には炎症の一系で，滲出液（湿）や熱（熱感）を伴うような炎症を指している．泌尿器系は「体液の水路」のようなものである．そのため東洋医学では，炎症は単なる熱ではなく，水の病理産物である"湿（痰飲）"を併せ持った湿熱を生じやすいと考えられている．

❏ 診断にいたる思考過程

"寒熱"の鑑別

　泌尿器症状として，頻尿でも，尿量が多く，尿色が薄い場合は寒証，尿量は減少し，尿色が濃い場合は熱証を示唆する（☞p30 参照）．

　③「寒冷時に膀胱の症状の増悪なし」からは，寒証は否定的である．寒証の場合は寒冷刺激により主訴の増悪や他の不調が現れることが多い．

　⑥「頻尿だが尿量は少なく，尿の色は濃い」は，熱証の所見である．

　⑨「舌質：紅色，黄色苔」も，いずれも熱証の所見である．

　③⑨から本症例は熱証と考えられる．

腎虚の有無

　心労，過労以外に妊娠出産も腎を消耗して腎虚となる．つまりエイジングが進行する．東洋医学のエイジングでは特に生殖・泌尿器系の機能低下に注目する．夜間尿は腎虚の重要な指標の1つである．

　④「夜間尿1～2回のため中途覚醒」，⑧「8年前に流産している」は腎虚の所見であるが，⑦月経周期は定期的であり，膀胱炎の増悪は認めないことから，その程度は重くないと考えた．腎虚が進むと特に月経後半で膀胱炎の症状が現れることがある．腎陰虚では下半身の炎症症状が生じやすくなると考えられている．慢性に繰り返す膀胱炎などの泌尿器症状や他に陰部，生殖器系の炎症がそれに当たる．

"解毒証" というアレルギー体質

　①「やせ型，浅黒く，筋肉質で神経質な性格」とは，東洋医学では "解毒証" と呼ばれ，身体各部に炎症を生じやすい体質と考えられている．熱証で，かつ慢性鼻炎，副鼻腔炎，アトピー性皮膚炎などの基礎疾患があり，比較的やせ型で，皮膚が浅黒い，筋肉質の場合にこの病態概念を用いる．皮膚の浅黒さは血虚，瘀血（☞p40 参照）を，神経質な性格傾向は気滞（☞p72 参照）が生じやすいことを示している．本症例でも気滞，瘀血の所見がみられている．

　⑦「月経時の便秘」は気滞の所見である．月経前には気滞になりやすい．

　⑨「舌下静脈怒脹あり」，⑩「口唇紫」からは瘀血が示唆される．

脾虚の有無

　⑤「食欲あり，胃もたれなし」で，脾気虚の有無を確認する．脾気虚では，特に地黄を含む処方によって胃腸症状が出現しやすい．泌尿器系疾患に用いる八味地黄丸，牛車腎気丸，竜胆瀉肝湯は地黄を含むため，脾気虚では使用しにくい．

　⑪「清心蓮子飲を用いるも無効」からも脾気虚は否定的である．清心蓮子飲は脾気虚傾向のものの心神不安（動悸，不眠，多夢を含む不安症状）と頻尿が目標となる．清心蓮子飲は心因性の頻尿には有効であるが，本症例のように炎症による器質的変化が生じている場合には清心蓮子飲は有効でないことが多い．

処方する漢方薬はコレ▶ 竜胆瀉肝湯（3 包，分 3）

処方上の注意点

　竜胆瀉肝湯には 2 種類ある．生薬構成も使用目標にも若干の違いがある．今回用いたのは解毒証に用いるコタローの竜胆瀉肝湯である．コタローの竜胆瀉肝湯は生薬数が多く個々の生薬は少なく設定され，止痒作用も加わっている．ツムラの竜胆瀉肝湯が膀胱炎を中心とした尿路感染症を目標としているのに対

し，コタローの竜胆瀉肝湯は"解毒証"という体質用に一部改変された生薬の構成になっている.

同名異種の処方：竜胆瀉肝湯

製造元	共通生薬			相違生薬			経過	備考
	消炎	補血	利水	消炎	補血	止痒		
ツムラ	竜胆草 山梔子 黄芩	地黄 当帰	車前子 木通 沢瀉	―			急〜亜急性	
コタロー				黄連 黄柏	芍薬 川芎	連翹 薄荷 防風	慢性	解毒証

❏ 経　過

　竜胆瀉肝湯を内服 3 週間後より 1 時間に 1 回と排尿間隔が長くなり，さらに 1 ヵ月の内服で 2 時間に 1 回程度の排尿となり，頻尿は特に気にならなくなった．以後，1 年経過したが症状は落ち着いており，経過良好である.

コラム 21　　アレルギー体質の改善："解毒証"という概念

　ドイツの心理学者の Kretschmer は，体型と気質を結び付けて 3 つの類型を作り上げた．その類型とは，①細長型・分裂気質，②肥満型・躁うつ気質，③闘士型（筋骨型）・粘着気質である．"解毒証"も，体型と気質とを関連づけている点が共通している.

　東洋医学の"解毒証"とは，「やせ型，浅黒く，筋肉質で神経質な性格」という概念であり，Kretschmer の闘士型・粘着気質と類似点があるが，さらに対応する処方を用意している点に特徴がある．東洋医学では筋，腱は感情の受容器と考えている．"解毒証"の人は，日常の刺激に対して非常に敏感に反応する．精神的な緊張は筋収縮をもたらすために，筋肉が発達しやすいと考えられている．発達した筋肉は強さの象徴である．しかし，東洋医学においては，外見の強さではなく，内面に「過敏性」という精神的な弱さがないかを観察する．発達した筋肉は，他者を

攻撃する武器であるが，収縮によって自分自身を硬く縛り上げる"縄"でもある．

　解毒証の処方はライフステージ，部位を参考に使い分ける．炎症の首座は加齢とともに上半身から下半身に移行する．それは加齢とともに腎虚が進行するためである．東洋医学では，機能低下と慢性炎症は表裏一体と考えられている．機能低下した部位に慢性炎症が生じやすいとされるが，すべてに当てはまるわけではない．

　柴胡清肝湯は咽喉頭の消炎に優れ，慢性扁桃炎によい適応である．また幼少時から学童期によく用いられる．荊芥連翹湯は，鼻，皮膚の消炎に適し，青年期の鼻炎，副鼻腔炎，アトピー性皮膚炎に，竜胆瀉肝湯は壮年期の泌尿生殖器系の疾患に適している．ライフステージと部位は必ずしも一致しないため，個々の症例に合わせて使い分けるとよい．また，症状の改善が不十分な場合は，これらの処方を2種同時に使うことも可能である．

解毒証の処方の使い分け

	ライフステージ	部　位	疾患例
柴胡清肝湯	幼少期〜学童	頭部，咽喉部	慢性扁桃炎
荊芥連翹湯	青年期	頭頸部，鼻，副鼻腔，皮膚	慢性鼻炎，副鼻腔炎，アトピー性皮膚炎
竜胆瀉肝湯	壮年期	泌尿生殖器，大腸肛門	慢性膀胱炎，前立腺炎，精巣上体炎，陰部湿疹

コラム 22　　竜胆瀉肝湯の「瀉"肝"」とは？

　東洋医学で"肝"や"胆"には2つの意味がある．1つは解剖学的な肝胆道系の疾患で，もう1つは東洋医学独特の概念である．

　"肝"は日々の生活における「感情の制御機能」を担当している．そのため，"肝"という器が容量を超える事象が重なった場合，制御不能となり強い怒りの感情が表出される．制御不能となった"肝"を鎮静させることを，「瀉肝」と呼ぶ．そのため，"肝"が処方名に入っている場合には，心因性というニュアンスがある．抑肝散という名の処方も同様で，高ぶった"肝"を抑えるという意味である．

　"胆"と"肝"とは人としての器を意味する点で似ている．特に"胆"は決断す

る勇気と関連づけられている．なかなか物事を決められない「優柔不断」の場合は「胆力がない」とされる．その震え上がった"胆"を勇気づける処方とされているのが，竹茹温胆湯である．また，胆囊を摘出すると決断力が落ちるとされているが，これは東洋医学の伝統的な考え方であり，検証が必要であろう．

竜胆瀉肝湯の胆は"胆"の意味ではなく，竜胆という生薬の名称で，リンドウ科の植物である．熊の胆よりも苦く，「まるで竜の胆のようだ」という意味で名づけられたとされる．東洋医学では強い苦味を有する生薬は鎮静薬として用いられている[1]．

もっと知りたい！ 漢方薬

㉘泌尿器疾患の処方

泌尿器系に用いる処方には主に以下のものがある．炎症が強い時期は熱証に対する猪苓湯，五淋散などを用い，寛解した時点で寒証のものには，五苓散，八味地黄丸，牛車腎気丸などを用いて，再発防止を図る．心因性が関与しているときには清心蓮子飲，竜胆瀉肝湯が選択肢となる．竜胆瀉肝湯は器質的疾患に加えて，執拗な訴えなど心因性の要因を併せもつ場合によい．

	消炎	寒熱	心因性	備考
猪苓湯	＋	やや熱証	―	膀胱炎一般
猪苓湯合四物湯	＋	やや熱証	―	猪苓湯に止血作用
五淋散	＋＋	熱証	―	
竜胆瀉肝湯	＋＋	熱証	＋＋	解毒証
清心蓮子飲	＋	やや寒証	＋＋	精神不安，脾気虚
五苓散	±	寒証		慢性膀胱炎寛解期
八味地黄丸	±	寒証	―	腎虚
牛車腎気丸	±	寒証	―	腎虚

㉙間質性膀胱炎の漢方処方報告

当帰建中湯，当帰四逆加呉茱萸生姜湯，五積散，八味地黄丸，牛車腎気丸，真武湯，桂枝加朮附湯，麻黄附子細辛湯，猪苓湯，竜胆瀉肝湯と

多彩である．東洋医学的な寒熱の鑑別では猪苓湯と竜胆瀉肝湯以外は寒証の処方である．寒証の処方は急性期よりは慢性で炎症症状があまり強くない時期の寛解目標に適している．

　寒証の処方で附子を含むものに八味地黄丸，牛車腎気丸，真武湯，桂枝加朮附湯，麻黄附子細辛湯があり，痛みの緩和に有効であったとの報告がある[2]．また，熱証の処方である猪苓湯，五淋散，竜胆瀉肝湯を使い分けるという解説もみられる[3]．

📖 文　献 ....

1）原島広至：生薬単：語源から覚える植物学・生薬学名単語集．改訂第3版，丸善雄松堂，東京，2017
2）土田孝之：間質性膀胱炎の膀胱痛に対するブシ末を含む漢方薬の臨床的効果と作用機序．漢方医 **39**：97-100，2015
3）関口由紀：女性の排尿トラブルと漢方．産婦治療 **103**：497-502，2011

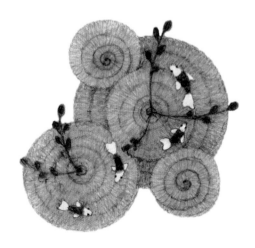

CASE 13 帯状疱疹後神経痛（70歳代，女性）

・・・・・・・・・・・・ **麻酔科からのコンサルト（X年1月受診）** ・・・・・・・・・・・・

　2年前に三叉神経第二枝の帯状疱疹に罹患し，以後神経痛が持続しております．pregabalin, tramadol, acetaminophen 内服に加え，神経ブロックも行いましたが，現在も痛みは残存しております．すでに2年が経過しておりますが，東洋医学的に何か選択肢はありますでしょうか．

・・・

❏ 東洋医学科で診断のポイントとなった所見

①疼痛は鼻柱の右側と右鼻唇溝に自覚し移動性はない．
②触れなければ違和感，触るとぴりぴりとした痛みを感じる．
③通年性の慢性鼻炎，副鼻腔炎の既往がある．
④外気の気温差や湿度には影響されない．冷たい風に当たっても疼痛は増悪しない．
⑤精神的なストレスによる痛みの変化はない．
⑥患部は温めると楽に感じる．
⑦入浴して温まりすぎるとぴりぴりする．
⑧下肢の冷えの自覚はない．
⑨症状の日内変動はない．夜間に特別増悪することもない．
⑩帯状疱疹後神経痛以外には，他の症状はなく，自立して日常生活を過ごせている．

❏ 診　断

瘀血証（末梢循環不全）

　東洋医学の"血"が患部で瘀血を形成してしまったため生じたと考えた（☞p40参照）．本症例のように，罹患後，固定して持続する症状も瘀血によるものと考えて治療する．瘀血の概念では，末梢循環不全といっても一定の血液

循環は維持されているために，組織が壊死することはない．しかし，"停滞した血"は**どろどろ**とした質的変化を及ぼすために痛みを誘発するとされている．瘀血が形成された部位では低酸素，低栄養で，微小な炎症を惹起する物質が産生されるという病態仮説である．

❏ 診断にいたる思考過程

痛みの性状

①のように移動性のない固定した痛みは瘀血の可能性がある．瘀血の痛みの症状には，日内変動は少なく，持続的な痛みを自覚する場合が多い．

⑨では否定的であったが，夜間に痛みが増悪する傾向があればより瘀血の関与が疑われる．

"寒熱"の鑑別

④帯状疱疹後神経痛の場合，冷たい風への曝露や，冷たい水での洗顔により疼痛が増悪する場合が多い（その際には附子の入った処方を用いて，患部を温めて鎮痛する）．本症例では④のように寒冷刺激による関与は認めていない．

⑥⑦寒熱は錯雑で，⑥⑦のように矛盾しているかのような訴えがある．瘀血が原因の場合は，温めて，末梢循環が改善され，"瘀血が動く"ことで症状が変動するからである．

⑧のように冷えの自覚もないため，身体を極端に温めたり，冷ましたりする治療を選択する必要はない．

天候による症状変化

④のように，外気の気温差や湿度による変化は認めていない．雨天前，台風襲来前の増悪のように，湿度上昇による疼痛の増悪を認めていれば，五苓散など"利水薬"を用いる鑑別となる．

精神的なストレスの関与

⑤の問診は実は難しい．痛みそのものが精神的ストレスであり，痛みの基調に日常的な精神的なストレスが含まれている状態では，その症状と精神的ストレスとの関連が本人に意識されることはあまりない．そのため，既往歴を確認して，円形脱毛症，機能性頭痛，機能性ディスペプシア，過敏性腸症

候群，アトピー性皮膚炎などがあれば，心身相関の可能性を示唆する．また疼痛性障害自体が社会・心理ストレスと深い関係性があるために，症状を修飾している可能性があることは念頭に置いておく．かといって全員に柴胡，釣藤鈎，香附子の入った**鎮静薬**が必要なわけではない．痛みの訴え方が執拗で固執傾向が強い場合は，これらを含む抑肝散，女神散などを用いることになる．精神症状にアプローチすることで，疼痛の閾値を上げるのが目標となる．

疼痛部位にみる瘀血の動かし方

"瘀血を取り去る"処方は，駆瘀血薬，活血薬と呼ばれている．"瘀血を駆逐する"，"血を活性化"させるというニュアンスを含んでいる．たとえば，どろどろとしたものを溶かしながら，他へと流し去るというイメージである．どろどろとしたものを溶かしながらは，駆瘀血薬，活血薬の主作用の部分だが，他へと流し去るためには他の選択肢もある．

疼痛部位が「鼻柱の右側と右鼻唇溝」であり，慢性鼻炎，副鼻腔炎の既往がある．これを東洋医学の眼では，"顔面の鼻の周囲の気血の流れがよくない"という見方をする．そのため，慢性鼻炎や副鼻腔炎に用いる辛夷清肺湯を用いる．駆瘀血薬と併用することで，患部の気血の流れが促進され，相乗効果で消炎鎮痛が得られる．葛根湯加川芎辛夷も同様の目的で使用することができる．

腎虚の関与の有無

⑩では加齢による消耗状態である"腎虚"の関与を確認している．年齢よりも非常に若くみえ，元気に日常を送っている様子からは，年齢に応じた"腎虚"（☞p46 参照）はあるにせよ，疼痛にはあまり関係していないと考えた．

処方する漢方薬はコレ ▶ 辛夷清肺湯（3包，分3），桂枝茯苓丸加薏苡仁（3包，分3）

処方上の注意点

　　桂枝茯苓丸加薏苡仁は，桂枝茯苓丸に薏苡仁が加わったものであるが，桂枝茯苓丸加薏苡仁の方が桂枝茯苓丸の構成生薬の量が多いため，より効果が期待できる．駆瘀血薬には複数の選択肢がある．便秘があれば桃核承気湯，通導散が便秘の改善も同時並行してできるため望ましい．便秘がない場合は，腸癰湯がある．瘀血の処方の鑑別については，ケース②（☞p70）を参照されたい．

❏ 経　過

　発症後，2 年を経過した瘀血によると考えた帯状疱疹後神経痛は，駆瘀血薬使用により徐々に軽快傾向をみせ，半年後，入浴時，洗顔後に感じていたしびれが取れるようになった．9 ヵ月後には VAS スケールで，10/10→2/10 へと改善した．pregabalin，tramadol，acetaminophen を中止しても疼痛の増悪は認めなかった．

もっと知りたい！ 漢方薬

㉚痛みの性状による使い分け：固定痛と移動痛
　痛みの部位が移動性で，日内変動など間欠的である場合は，気滞を考える．痛みの性状も張ったような痛みである．気滞では心因性の要素がより強い．
　瘀血による痛みは，疼痛部位は移動性がなく固定しており，持続性の痛みである．ただ夜間に増悪する場合がより瘀血の関与が考えられる．また，痛みの性状は刺すような痛みが典型的とされている．
　固定痛の方が，移動痛よりも慢性化しており，治療に時間を要す場合が多い．帯状疱疹後神経痛においても，東洋医学的アプローチは早期の方が症状の改善がより見込める．

㉛急性期，慢性期の処方の使い分け
　花輪[1]によれば，顔面神経痛，三叉神経痛に関して，早期は葛根湯か五苓

散，慢性期，保険収載内であれば，葛根加朮附湯，桂枝加苓朮附湯，真武湯を挙げている．慢性期に附子を使うのが特徴的である．慢性疼痛でもアロディニアとして寒冷刺激で悪化するかを問診して処方すれば，responder をより的確に選択できると考えられる．

世良田ら[2]は，慢性期には補血，活血（駆瘀血）の処方を併用するとよいと述べている．桂枝茯苓丸，桂枝茯苓丸加薏苡仁に四物湯の併用を推奨している．

㉜帯状疱疹後神経痛の処方（私見）

増悪因子として寒冷刺激，湿度上昇を有する場合は，複数の選択肢がある．寒冷刺激に増悪に備える処方には，附子という生薬が入っている点に共通点がある．湿度上昇に対しては，五苓散という"利水薬"が用いられる．真武湯，当帰芍薬散には五苓散に含まれる利水薬の一部を共通に含んでいる．慢性疼痛に含めておいた方がよい四物湯成分が，当帰芍薬散にも配合されている．当帰芍薬散は，婦人科の月経関連の症状に用いられているが，東洋医学では特定の科の病名に限らない広い適応がある．

帯状疱疹後神経痛の処方例

	寒冷刺激で増悪	湿度上昇で増悪	心因性	補血作用	駆瘀血作用	備　考
桂枝加朮附湯	◎	○				
葛根加朮附湯	◎	○				首肩甲凝り
五苓散		◎				
真武湯	◎	◎				
越婢加朮湯	×	○				温めると悪化
桂枝茯苓丸					◎	
当帰芍薬散	△	◎		◎	△	四物湯，五苓散の成分を一部含む
当帰芍薬散加附子	◎	◎		◎	△	
抑肝散			◎			訴えに固執傾向

㉝帯状疱疹後神経痛の漢方処方報告

三叉神経痛とした場合，桂枝加苓朮附湯（冬季の寒冷刺激で増悪），神経

ブロックとの併用で柴胡桂枝湯，半夏厚朴湯，補中益気湯，抑肝散，立効散（りっこうさん）との併用，桂枝加朮附湯，桂枝各半湯，麻黄附子細辛湯，抑肝散，五苓散，五積散，芍薬甘草湯，葛根加朮附湯，四逆散，真武湯と多彩である．これらを整理すると，以下のように分類される．

①麻黄，附子を含む寒冷刺激への増悪傾向があるものに適した処方群：桂枝加朮附湯，桂枝加苓朮附湯，葛根加朮附湯，桂麻各半湯，麻黄附子細辛湯，五積散，真武湯．

②利水薬を含む寒冷刺激への増悪傾向があるものに適した処方群：五苓散，真武湯．

③心因性の要因が強い場合に適した処方群：柴胡桂枝湯，半夏厚朴湯，抑肝散，四逆散．

④患部のつっぱり感に対応した処方：芍薬甘草湯．

⑤潜在的な心因性の要因があり，疲労時の増悪傾向があるものに適した処方：補中益気湯．

　①②を兼ね備えた真武湯もある．①〜⑤は甘草の全体量を3g以内とすることに注意していれば併用可能である．①②の処方を複数使うことで，寒冷刺激，湿度上昇という増悪因子に対する効果を強化することもできる．

📖 **文　献** ···

1）花輪壽彦：各種疼痛によるさまざまな治療法―漢方．臨牀と研究 **97**：207-211，2020
2）平田道彦：すぐに使える痛みの漢方処方ハンドブック：現代に合わせた本格的な漢方薬の応用‐病態と漢方薬の特性を捉える，世良田和幸ほか，南江堂，東京，p4-5，2019

CASE 14 更年期症状？　ホルモン補充療法は希望しない（40歳代，女性）

·········•　総合内科からのコンサルト（X年3月受診）　•·········

　ほてり，のぼせといった血管運動神経症状や不眠，気分の変調などの精神症状，動悸などの症状がみられ，更年期症状と考えられますが，本人は産婦人科でのホルモン補充療法を希望されていないようです．東洋医学的に何か選択肢はありますでしょうか．

❏ 東洋医学科で診断のポイントとなった所見

①特に月経前にいらいらし，ちょっとしたことで夫，子どもにあたってしまう．

②ここ数年，多汗となってきた．緊張時に増悪し，発汗後ぐったりする．

③頭部，顔面がほてる．

④熱がこもるのと冷えが交互に出現する．

⑤父と夫の介護が最もきつい．

⑥不眠．寝つきがわるく，夜間頻尿で，不快な夢が多い．

⑦月経が2週間できたり，数ヵ月こなかったりと不順となってきた．

⑧下肢の冷えの自覚はない．

⑨ここ数ヵ月，抜け毛が多く，白髪が急に増えてきた．

⑩舌紅色，地図状舌，裂紋舌（☞用語解説）．

用語解説

地図状舌・裂紋舌

　いずれも生活上にかなりの無理がかかっており，気血の消耗を示唆する所見である．地図状舌とは，舌の苔がまだらに剥離している所見であり，気虚が悪化している．ひどい場合には，消化吸収機能が極端に低下し，食欲不振，胃もたれ，膨満感，下痢などがみられる．裂紋舌は舌の表面に亀裂ができている所見

で，血虚や津液の不足を表している．慢性的な睡眠不足，過労，心労がある．地図状舌の方が裂紋舌よりも回復は早い．裂紋舌は過労，心労，睡眠不足などがより慢性化していることが考えられる．どちらの所見も生活リズム，身体的・精神的負荷の速やかな改善が必要である．

❏ 診　断

瘀血証（末梢循環不全），気血両虚，気滞・血虚（肝・心），腎陰虚

　　精神的なストレスを処理する“肝”の機能低下（気滞＋血虚☞用語解説），心の機能低下（心血虚）による睡眠状態の悪化，加齢に伴う腎陰虚（☞p105参照）による病態と考えた．

用語解説

気滞・血虚（肝）

　　さらに忘れてはならないのは，血は「精神活動の基盤となる物質」という概念も含んでいる点である．精神活動のなかには，七つの感情（怒り，喜び，思い悩み，憂い，悲しみ，恐れ，驚き）があり，感情の暴発を制御し，処理している機能系統（疏泄と呼んでいる）がある．それは東洋医学でいう“肝”という機能系統である．“肝”が機能を発揮するためには，気と血，特に血が必要である．そのため血虚となってくると“肝”の感情処理機能が低下し，感情の制御が不調となる．この状態を気滞と呼んでいる．特に怒りの感情が強く目立つようになる．

❏ 診断にいたる思考過程

月経前症候群の病態生理

　　①「特に月経前にいらいらし，ちょっとしたことで夫，子どもにあたってしまう」は，“肝”の感情の処理機能が低下していること，年齢からも背景に気滞と血虚があることが示唆される．女性一般において，月経前には特に気滞が増悪する．これは月経を開始する機能も“肝”が担当しているために，感

情の制御機能が"容量オーバー"になるためと考えられている.

②③⑧「ここ数年，多汗となってきた」「頭部，顔面がほてる」「下肢の冷えの自覚はない」からは，ここ数年で腎虚のなかでも腎陰虚のパターンを呈するようになったことがわかる.

②⑥「(多汗は)緊張時に増悪」「不眠，寝つきがわるい，不快な夢が多い」は，五臓でいえば"心"の異常である．心血虚の可能性がある（☞p105参照）.

②「発汗後ぐったりする」は気虚の所見である．⑩「地図状舌，裂紋舌」も気血がともに消耗していることが示唆される.

④「熱がこもるのと冷えが交互に出現する」は気滞の一系で，往来寒熱と呼ばれるものである．本来は感染症に罹患後，遷延するなかで生じる症状の1つであったが，外来では精神症状と合わせて自律神経症状として出現する場合を散見する．典型的には小柴胡湯やその関連処方（柴胡，黄芩を含む柴胡桂枝湯，柴胡桂枝乾姜湯，大柴胡湯，柴胡加竜骨牡蛎湯を用いる）.

⑤「父と夫の介護が最もきつい」から，生活背景として，介護が身体的にも精神的にも大きな負担となり，気血の消耗の大きな原因となっていることが考えられる.

⑦⑨「月経が2週間できたり，数ヵ月こなかったりと不順となってきた」「ここ数ヵ月，抜け毛が多く，白髪が急に増えてきた」は，いずれも血虚の所見で，⑥「夜間頻尿」からも加齢に伴う腎虚も進行していることがわかる.

処方する漢方薬はコレ 　加味帰脾湯（3包，分3），六味丸（3包，分3）

睡眠前に柴胡加竜骨牡蛎湯を合わせるのもよい.

処方上の注意点

　　更年期障害や月経前症候群のなかでも精神症状に対して最も選択されるものは加味逍遙散である．しかし，今回の症例では，気血両虚（☞p105 参照）があって"肝"に加えて"心"という臓の異常が関係しているために加味帰脾湯が適している．加味逍遙散は，気滞・血虚による"肝"の機能低下には適するものの，気を補うことと，"心"血虚による不眠，不快な夢に対しては力不足である．

　　腎陰虚に関しては，六味丸が基本形である．上半身がほてる一方で，下半身が冷えている場合は牛車腎気丸を用いる．牛車腎気丸は六味丸の生薬構成にさらに 4 つの生薬を加えたもので，腎陰虚だけでなく，腎陽虚，腎陰陽両虚に用いることができる．

　　柴胡加竜骨牡蛎湯は⑥の気滞の一系である往来寒熱に適している．また，竜骨，牡蛎といった生薬は"心"の緊張を緩和し，睡眠状態を改善するのによい選択肢である．

❏ 経　過

　　2 週間経過し，少し倦怠感が軽くなってきた．1 ヵ月後には睡眠状態も改善し，以前よりいらいらしなくなった．ほてり，発汗は軽度残存しているが，熱がこもった感じと冷えを交互に自覚することはなくなった．

もっと知りたい！ 漢方薬

㉞更年期障害に用いられる漢方薬
　　頻用処方は加味逍遙散である．それは，更年期にいたって，血虚が悪化している状態と，それに伴って"肝"の感情処理機能が低下し，感情の制御が不調になる気滞の状態との双方に対応しているためである．また，ほてり，のぼせをとる山梔子，牡丹皮も含まれているために，血管運動神経症状にも一定の効果があり，更年期障害の基本薬といえる．

　　気滞による精神症状に対しては，柴胡，または香附子を用いた処方が用いられる．柴胡は黄芩と組み合わされているために，後述の往来寒熱にも用い

ることができる．香附子を用いている処方には女神散がある．精神症状に筋緊張症状を伴う場合は釣藤鈎を用いる．抑肝散，抑肝散加陳皮半夏などがそれにあたる．

　熱がこもるのと，冷えが交互に出現する往来寒熱では，柴胡と黄芩の生薬の組み合わせを用いる．小柴胡湯が代表処方だが，その類似処方に，柴胡桂枝乾姜湯，柴胡桂枝湯，柴胡加竜骨牡蠣湯，大柴胡湯がある．

　ほてり，のぼせに対しては，瘀血の処方がよく用いられている．瘀血とは末梢循環不全を広く意味した概念である．急激に起こるホットフラッシュでは，頭部を中心に末梢の血管が拡張して，血流が集中し，うっ滞していると考えられ，東洋医学的には瘀血が生じていると考える．駆瘀血（または活血）作用を有する桂枝茯苓丸が代表処方である．瘀血の処方ではないが，不安を抑え，竜骨，牡蛎を用いた柴胡加竜骨牡蛎湯，頭部に強い発汗に柴胡桂枝乾姜湯が選択肢となる．

　精神症状に対してはあまり用いないが，血虚（皮膚乾燥），津液不足（口渇など）という乾燥症状に，手足，胸部のほてりを自覚する場合は，温経湯が選択肢となる．

　甘麦大棗湯は，仕事や家事，育児，介護などの責任を負い，解決しがたい問題を抱えていながら，報われない思いを感じている方によい処方である（☞p114参照）．

更年期障害の処方例

	いらいら怒り	不眠不安	ほてりのぼせ	血虚	瘀血	備考
柴胡桂枝乾姜湯	◎柴胡		○			頭部の発汗
柴胡加竜骨牡蛎湯		◎	○			
加味逍遙散		△		○当帰	△	
抑肝散		○		○当帰	△	
抑肝散加陳皮半夏		○		○	△	
加味帰脾湯		◎		◎	△	
女神散	◎香附子	△	○	○		
桂枝茯苓丸					◎	
温経湯				◎	○	
甘麦大棗湯	△	△				感情失禁

更年期になって冷えを自覚する場合には真武湯がある．女性は腎陰虚パターンを呈することが多いが，男性のように腎陽虚パターンを呈する場合がある．さらに下肢の浮腫が顕著な場合は真武湯で，冷えと下腿浮腫の双方を調整する．

　　補中益気湯は，夕方から疲労感とともに生じてくる熱感によい．血管運動神経症状の一系に対して有用である．

コラム 23　　精神症状と血虚

　　加齢に伴い血虚による「精神活動の脆弱さ」が前面に出るようになってくる．更年期障害における精神症状は代表的な一過程と考えられる．そのため，慢性化した精神症状や，加齢に伴って出現した精神症状に対しては，血虚が関与している可能性がある．その際には補血薬を併用しておいた方がよい．代表的な補血薬として四物湯を精神症状に用いた報告がある[1]．

　　感情は個々人の頭のなかで行われている非物質的で肉眼的にはみえない現象である．同様に，東洋医学では，感情の動きを目にみえない非物質的な概念として気の動きを用いて説明してきた．一方，血とは気の動きである精神活動を支える器のようなもので，あえてコンピューターに例えると CPU のようなものである．コンピューターを長く使用していると起動が重くなってくる．人間においても長く生きていると似たような現象がある．過去の記憶と感覚刺激が人生経験のなかで紐づけされてしまっていて，容易に感情を刺激する．それが多ければ多いほど精神活動は整理できず，「起動」が重くなる．つまり精神活動によりいっそうの「容量（この場合は血を指す）」を消耗することになる．

　　人の脳も，コンピューターのようにクリーンアップやバージョンアップを重ねていければよいのだが，加齢によりある種の頑張りが効かなくなる（容量不足となる）．このことを東洋医学では血虚や腎虚で説明している．腎虚はケース⑨（☞p105），感情に関係した理論はケース⑩（☞p114）をそれぞれ参照．

コラム 24　人工知能と東洋医学

　われわれは人工知能と異なり，煩悩をもった生き物である．人工知能に，"私"を作るときには，東洋哲学が必要という見解がある[2]．人のもつ怒りの感情を東洋医学の側面から，人工知能に植え付けるとすればどのようになるのであろうか．過去のバグや操作者の過剰なキー操作を記憶しておき，同様のことが起これば，その情報を増幅させ，人工知能の頭部に当たる部分に熱をもたせるように紐づけておく．このコンピューターの「怒り」は必要な処理能力をも遅らせる．一方，"私"のない人工知能は学習を繰り返して非効率と思われる過程を削り取っていってしまう．人間が有する煩悩とは，冷めた人工知能からすればまったく無駄なものかもしれない．

　「多く学習と呼ばれるものも，1つの枠の中で知識を貯め込んでいくことを意味しています．世界を捉える網をどんどん改良していくことが知性の自由であるのに，逆に網にとらわれ，閉じ込められて，狭い見方に固定されてしまうのです．そこから抜け出すのはとても難しいことです」[2]．

　"私"のない効率のよすぎる学習が，パターンから抜け出せない網をつくり上げていくのも事実である．煩悩は普段はまったく役に立たないことが多いが，奮闘するなかで新たなものを創造する力があるように感じている．

文　献

1）田原英一ほか：四物湯を含む処方が精神症状を改善した6症例．日東洋医会誌 71：94-101，2020
2）三宅陽一郎：人工知能のための哲学塾―東洋哲学篇，ビー・エヌ・エヌ，東京，p11-15，2018

CASE 15　今後のパンデミックに備えて〜新型コロナウイルス感染症（COVID-19）の例から〜

・・・・・・・・・・・・・・・・・・・・・　**総合内科からのコンサルト** ✒　・・・・・・・・・・・・

・COVID-19 の予防，軽症・中等症・回復期への漢方薬の選択肢はありますか？
・医療関係者に対する，予防に有効な漢方薬はありますか？

❏ 東洋医学における COVID-19 対応

　日本東洋医学会，またその指導医の見解の多くは，中国の国家衛生健康委員会（日本の厚生労働省にあたる）より出された「新型コロナウイルス関連肺炎診療ガイドライン（試行第 7 版）」を参考としている．そのなかには現代医学の知見に基づいた病因，疫学，病理変化，臨床的特徴，診断基準，重症度分類，重症化予測因子，治療が記載されている．治療の項目のなかには，漢方薬による治療も併記されている．小川恵子氏の日本感染症学会への特別寄稿[1]は，中国での現状と，それを踏まえた日本の保険診療で処方可能な漢方薬を合わせて提案したもので，日本感染症学会のホームページに掲載されている．

　以下の内容は，上記を参考にしつつ，私見を加えたものである．日本の保険診療で処方可能なものを選択し，提示した．

COVID-19 の予防，軽症・中等症・回復期への漢方薬の選択肢

❏ 対　象

　漢方処方の対象となるのは，軽症〜中等症（酸素投与が必要のない例）が主となる．漢方薬を内服することで，軽症例の有症状期間の短縮が期待される．中国の経験を活かしながら，日本においても重症化への移行を少しでも

減らせればという提案である．現在，日本東洋医学会と日本感染症学会においても，漢方処方による症例報告が随時受け付けられている．なお，COVID-19 に対する漢方薬のエビデンスはまだ存在していないが，この緊急事態に漢方薬が少しでも打開に寄与できればと切実に感じている．

❏ 中国での主要処方

中国において，COVID-19 と診断された時点で用いられている処方は，清肺排毒湯である．軽症から重症まで，用いられている処方はいずれも清肺排毒湯を基本骨格としながら，重症度に応じて生薬を増量・減量・削除，または他の生薬を追加してつくられている．中国の報告では，軽症 54 例，中等症 33 例，重症 11 例に用いられ，投与開始から 3 日後には 30％の症例で咳嗽が消失，86.6％が解熱し，6 日間の治療で CT 所見が 79％の症例で改善している[1,2]．日本の保険適用の漢方薬のなかから，この清肺排毒湯に近いものを処方するとすれば，麻杏甘石湯と柴苓湯を合わせたものとなる．

1 麻杏甘石湯

処方名にあるように麻黄，杏仁，甘草，石膏の 4 つの生薬から構成されている．

近年インフルエンザに用いられるようになった麻黄湯と，生薬構成の 4 つのうち 3 つが共通している．麻黄湯は，oseltamivir 群とのランダム化比較試験での解熱時間の有意な短縮や，in vitro でのインフルエンザウイルスの増殖抑制の報告がある[3]．

麻杏甘石湯は，麻黄湯の桂皮を石膏に代えて，消炎解熱作用を強化したものである．

2 柴苓湯

日本では，産婦人科領域で不育症への処方として知られている．抗カルジ

麻黄湯と麻杏甘石湯の比較（数字は 1 日用量）

処方名	麻 黄	杏 仁	甘 草	
麻黄湯	5	5	1.5	桂皮 4
麻杏甘石湯	4	4	2	石膏 10

オリピン $β_2$ グリコプロテイン I 複合体抗体陽性の不育症患者の妊娠率を上げたとの報告[4]があり，何らかの免疫学的な機序を有すると考えられている．日本でも中国と同様の結果が出るかは明らかではないが，中国では COVID-19 の重症化を防止するための重要な鍵となっている．

　柴苓湯は小柴胡湯と五苓散とを合わせた生薬構成となっている．感染症に対して伝統的に用いられてきたのは，小柴胡湯である．

　五苓散はアクアポリン，特にアクアポリン 4 阻害薬として知られるようになり[5]，血管内に水分を引き込むことで浮腫を軽減し，余剰の水分は腎臓から利尿するという一種の「血管循環量調整薬」と考えられるようになってきた．

　中国では，五苓散の成分を加えているのは “身体の体液過剰が痰などの生成を促進し，肺炎を増悪させている” と考えているためである（あくまで伝統的な東洋医学の考え方である）．

　日本では従来，五苓散は，葛根湯での感冒初期治療がうまくいかず，悪化した場合に脱水を補正するための救済薬でもあった．五苓散は，利尿を促進する方向に働く傾向はあるものの，過度の脱水は引き起こさない．「血管循環量調整薬」のための安全弁として含めておいてもよいかもしれない．

　五苓散と小柴胡湯を合わせた柴苓湯とするか，小柴胡湯とするかは論議のあるところであるが，初期にはどちらも使用可能である．また，止咳消炎作用の加わった小柴胡湯加桔梗石膏という処方も使用可能である．ここでは，柴苓湯を中心に紹介する．

❏ 実際の処方

1　軽症または疑い例

　＜症状＞発熱 37.5℃以上，倦怠感，咳嗽，軽度の咽頭痛

　症状に対して，いくつかのバリエーションが提示されている．中国では発症後，第 1 週目に対する対応が非常に重要とされており，症状が軽症でも何らかの薬物治療を開始している．また，重症化を減らすためには，内服量は通常量の 2 倍を処方することが必要とされている．日本では，漢方エキス剤の生薬量は少なめに設定されているとはいえ，主要な生薬である麻黄は 3 g/

日，柴胡は 7 g/日と十分量が含まれているため，通常量の内服でよいと考えられる.

a）基礎疾患のない患者

処方する漢方薬は コレ▶

悪寒がない，または熱感を自覚する：麻杏甘石湯（まきょうかんせきとう）（3 包，分 3），柴苓湯（3 包，分 3）を 2 週間

悪寒がある：葛根湯（3 包，分 3），柴苓湯（3 包，分 3）を 2 週間

悪寒があり，咽頭痛が強い：葛根湯（3 包，分 3），小柴胡湯加桔梗石膏（3 包，分 3）を 2 週間

発熱の度合いに関わらず，熱感を自覚するか，悪寒を自覚するかが，漢方薬の処方に関係している．中国の処方のベースからは発症時の悪寒の自覚は少なく，むしろ熱感や咽頭痛が強いことが予想される．日本でのデータはなく，悪寒の有無に分けて典型処方を使い分けた.

b）基礎疾患のない妊婦

処方する漢方薬は コレ▶ 葛根湯（3 包，分 3），柴苓湯（3 包，分 3）を 2 週間

麻黄湯は，2 週間使用すると発汗，動悸，血圧上昇などの副作用が起こりやすいため，葛根湯がより安全である.

葛根湯と柴苓湯のいずれも妊娠経過に悪影響を及ぼすことなく用いられている．柴苓湯はもともと不育症に用いられることから，妊娠成立後も継続して使用されている場合があるが，特に有害事象は報告されていない．しかし，妊娠中に初めて柴苓湯を使用した 1 例で薬剤性肺炎の報告があり，慎重に経過を観察する必要がある.

c）呼吸器系の基礎疾患がある患者，抗リウマチ薬や抗悪性腫瘍薬で治療中の患者

処方する漢方薬は コレ▶ 補中益気湯（3 包，分 3）を 2 週間

升麻葛根湯（3 包，分 3），または葛根湯（3 包，分 3）を追加

後述の「処方の注意点」にあるように，黄芩の配合されている処方は用い

にくい．そのため，（伝統的には）抗ウイルス効果は柴苓湯よりも弱いと考えられているが，安全性を重視して上記を処方する．

補中益気湯単独では力不足と考えられ，追加処方として升麻葛根湯を挙げる．この提案は，まったくの私見である．升麻葛根湯はもともと麻疹やインフルエンザ脳症の予防として感染症に併用されてきた．補中益気湯にも含まれる升麻（消炎作用を有する）の量を増やすことが目的である．

2　中等症

＜症状＞軽労作での息切れ，動悸，発熱，CT上の肺炎像

中国においても処方の選択肢があまり提示されていない．五苓散の成分が省かれているのは，脱水傾向が起きやすいためと考えられる．軽症または疑い例への処方のうち，柴苓湯を小柴胡湯に変更する方法がある．

3　回復期

重症化後の回復期や，高齢で基礎疾患を有する患者の回復期に用いる．

処方する漢方薬はコレ ▶ 麦門冬湯（3包，分3）または清暑益気湯（3包，分3）

麦門冬湯は空咳の処方として知られているが，呼吸器疾患後に残存する倦怠感，食欲不振にも用いることができる．

清暑益気湯は夏季の食欲不振，倦怠感に用いられる処方であるが，麦門冬湯よりも倦怠感や食欲不振が強い場合に用いることが可能である．

❏ 経過観察の注意点

軽症時の第1週目の経過観察が重要である．この1週間以内に軽労作での息切れ，動悸，持続する発熱が生じた場合においては漢方処方は効果が出ておらず，重症化の可能性があると判断する．

処方上の注意点

　キードラッグと考えられる小柴胡湯と柴苓湯は黄芩を含む処方で，薬物性肺障害の報告がある．小柴胡湯による薬物性肺障害に関しては，1996 年までに 88人が発症したと報告されている．発症当時約 100 万人に小柴胡湯が投与されていることが推定されていたため，その発生頻度はほぼ 10 万対 4 人/年となり，0.004％の薬物性肺炎発症率となる[6]．

　薬剤性肺炎の頻度としてはさほど高くなく，発症しても薬剤の中止，必要な場合の迅速なステロイド投与により回復するとされている．しかし，COPD や気管支拡張症などの呼吸器疾患，C 型肝炎，肝硬変を有するもの，酸素投与が必要な状況下，抗リウマチ薬，抗悪性腫瘍薬，インターフェロンなど間質性肺炎の副作用が報告されている薬剤との併用は避けた方がよい．医療安全委員会の副作用に関する報告を参照していただきたい[7]．

医療関係者に対する，予防に有効な漢方薬

　医療関係者は通常にない緊張感のなかで，COVID-19 患者の診療を求められる．多くの病院で，感染症医はもちろん内科医，そして外科医や通常では感染症に直接関わることの少ない医師も発熱外来や病棟管理の業務につく場合がある．医師としての任務ではあるものの，精神的にも身体的にも負荷がかかっている．

処方する漢方薬は **コレ** 　補中益気湯（3 包，分 3）
　　　　　　　　　　　　（状況に応じて倍量内服も可能）

　東洋医学では伝統的に"風邪を引きにくくする"ための処方が用意されている．日頃から疲れやすく，風邪を引きやすいとの症状に対する 1 つの候補が補中益気湯である．

　補中益気湯は日常臨床では，過労による倦怠感に対して用いられることが

多いが，もともとは発熱性疾患のためにつくられた処方である．

　中国の金元の時代に，戦争のため城壁によって隔離された城内で感染症が蔓延した際につくられた．その当時，通常用いる感染症薬の効果がまったく出なかったため方針転換が行われ，長期隔離による住民の極度の疲弊に着目されることとなった．そして，個々人の身体的機能を高めることで，感染の蔓延を制御できるのではないかと考えたのである．そのために準備された補中益気湯を内服することで，城壁内の感染症は制御されたとされている．

　精神的・身体的消耗に配慮し，かつ発熱性疾患にも対応するという点で補中益気湯は利点があり，インフルエンザ，MRSA に関係した報告[8,9]もみられる．「城壁のなかでの感染蔓延」という状況は，現在の医療関係者における過酷な状況と類似するものがある．医療に携わる先生方に少しでもお役に立てれば幸いである．

　日本東洋医学会でも，日本感染症学会の協力のもと，新型コロナウイルスに関する観察研究や介入研究などが行われている．漢方処方は，現代医学の治療を阻害するものではない．少しでもこの状況を乗り切る 1 つの手立てとなればと思い，中国の状況と合わせて紹介した．

📖 文　献

1）COVID-19 感染症に対する漢方治療の考え方（特別寄稿）．＜http://www.kansensho.or.jp/modules/news/index.php?content_id=140＞［最終確認：2022 年 11 月 1 日］
2）王　饒琼ほか：清肺排毒汤治疗新型冠状病毒肺炎的临床疗效观察．＜https://doi.org/10.13412/j.cnki.zyyl.20200303.002＞［最終確認：2022 年 11 月 1 日］
3）Nabeshima S, et al：A randomized, controlled trial comparing traditional herbal medicine and neuraminidase inhibitors in the treatment of seasonal influenza. J Infect Chemother 18：534-543, 2012
4）Nonaka T, et al：Treatment for patients with recurrent fetal losses positive for anti-cardiolipin beta2 glycoprotein I antibody using Sairei-to（Chai-ling-tang）and low-dose aspirin. J Obstet Gynaecol Res 45：549-555, 2019
5）Katayama K, et al：The effect of Goreisan on the prevention of chronic subdural hematoma recurrence：multi-center randomized controlled study. J Neurotrauma 35：1537-1542, 2018
6）本間行彦：小柴胡湯による間質性肺炎について．日東医誌 47：1-4, 1996
7）地野充時ほか：漢方薬による副作用（偽アルドステロン症，薬物性肝障害，薬物性肺炎）について〜日本東洋医学会医療安全委員会活動報告（2019）〜．日東医誌 71：262-267, 2020

8) Dan K, et al：Mechanism of action of the anti-influenza virus active kampo（traditional Japanese herbal）medicine, Hochuekkito. Pharmacology **101**：148-155, 2018

9) Minami M, et al：Effect of Hochuekkito（Buzhongyiqitang）on nasal cavity colonization of methicillin-resistant Staphylococcus aureus in murine model. Medicines（Basel）**5**：83, 2018

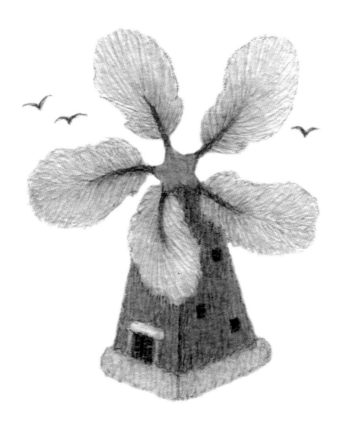

(**Ⅳ**)

本書で用いる漢方薬一覧

「処方運用の幅を拡げるために必要なエッセンスとは？」

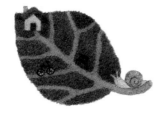

本書で用いる漢方薬一覧

　ここでは，本書に掲載している漢方薬について，筆者の評価と実臨床における使い方を記述する．

＜凡例＞

> 気虚：p27，血虚：p119，陽虚：p20，陰虚：p27，気滞：p72，瘀 血：p40，水 滞（飲）：p39，痰 飲：p41，の解説はそれぞれ本文該当箇所を参照．
> 熱（p30 参照）については次のように分類した．実熱：心身の絶対的熱量過多．鬱熱：気滞による熱の停滞．虚熱：気血津液の不足を背景とした見せかけの熱．

> ツムラの製品番号を示す．
> ツムラ以外の製品番号には下線を付記した．

[製品番号] 漢方薬名 [効能] [本書掲載頁]
筆者の当該漢方薬の評価と解説を記載．

[106] 温経湯（うんけいとう）［血虚・瘀血］［p143］
元祖更年期処方．不眠，月経周期の延長，不正出血，口唇を含む皮膚乾燥，顔面・手・足の火照りが使用目標．上半身は熱いが下半身は冷えているというアンバランスもあり．陰陽両虚，気血両虚，瘀血を混在した病理．

[28] 越婢加朮湯（えっぴ かじゅつとう）［実熱・水滞（飲）］［p43，137］
加朮附湯はいずれも寒証の鎮痛剤だが，越婢加朮湯は熱証用．上半身の熱感，浮腫を伴う炎症に適応．顔面・頸部・熱感・発赤・腫脹・疼痛を伴う症状（アレルギー性鼻炎，湿疹，皮膚炎，関節炎など）に応用．

[15] **黄連解毒湯** [実熱] [p82, 96, 100]
精神的な興奮（焦燥感，多動，いらいら，不眠など），熱感，発赤，腫脹を伴う炎症の鎮静消炎剤として働く．発熱はなくても，熱感，のぼせ，ほてりの自覚症状や，口内炎，鼻出血，皮膚炎に応用．

[07] **葛根加朮附湯** [陽虚] [p109, 137]
朮附湯でも桂枝湯ではなく，葛根湯がベース．筋肉，関節でも後頸部，後背部の筋緊張，痛みに適する．麻黄が含まれるために寒冷刺激に対して桂枝加朮附湯よりも強化されている．

[1] **葛根湯** [—] [p21, 95, 100, 124, 136, 149]
発熱に悪寒，無汗，肩甲部の緊張を伴う場合の総合感冒薬．後頸部，肩甲部の筋緊張を緩めるために緊張型頭痛や頸腕症候群の疼痛緩和にも用いられる．

[2] **葛根湯加川芎辛夷** [—] [p135]
葛根湯に鼻腔の炎症を緩和し，鼻閉を改善する川芎，辛夷を加えた処方．冬季や寒冷刺激により悪化する鼻・咽頭，後頭・後頸・肩甲部の頭痛によい適応．川芎茶調散と合わせると作用強化．

[137] **加味帰脾湯** [気虚・血虚・気滞・鬱熱] [p102, 107, 141]
帰脾湯に柴胡，山梔子を加えた処方．帰脾湯の使用目標の過労，心労による脾気虚（倦怠感，食欲不振）と心血虚（不安，不眠：特に中途覚醒，夢が多い，動悸）に気滞鬱熱（ほてり，いらいらなど）加わった場合．

[24] **加味逍遙散** [気滞・血虚・鬱熱] [p82, 95, 142]
女性の精神症状のコントロールに頻用．精神的緊張を緩和し，のびのびした気分にさせるのが語源．月経の調節，胃腸保護も兼ねる．のぼせ，ほてりなどの熱感を取る作用もあるが山梔子による腸管膜静脈硬化症に注意．

[72] **甘麦大棗湯** [血虚・陰虚] [p101，113，143]

感情失禁の処方．悲しく，涙が止まらない，自分を失ったようにぼんやり，あくびを繰り返すなどの症状．甘く小児にも飲みやすい．小児の夜驚症，過食行動の緩和，近親者の死別，恋人との別れなどの喪失体験にもよい．

[65] **帰脾湯** [気虚・血虚] [p92，100，111]

もともと気虚，脾虚傾向（異様虚弱）の方に過労，心労が重なって，心血虚（不安，不眠，夢が多い，動悸）などの症状が出現した場合の処方．責任職，介護，育児などの人間関係の調整の立場の人に多い病態．

[50] **荊芥連翹湯** [気滞・実熱・血虚] [p79，130]

神経質の傾向と身体的にはやせ型，筋肉質で慢性炎症を随所に繰り返す解毒証に対する「体質改善薬」．比較的上半身の慢性炎症（鼻炎，副鼻腔炎，中耳炎，湿疹，皮膚炎）に適する．

[60] **桂枝加芍薬湯** [局所の血虚] [p66]

胃腸虚弱の基本処方の桂枝湯に筋緊張緩和の芍薬を倍増した処方．さらに膠飴を加えると小建中湯になる．消化管を温め，蠕動を円滑にして，腹部膨満感，腹痛，便秘などを軽減．軽症の過敏性腸症候群，機能性胃腸症などがよい適応．

[18] **桂枝加朮附湯** [陽虚] [p43，109，116，131，137]

朮附湯，苓朮附湯は四肢の筋肉・関節痛に対する処方．体表部，筋肉，関節を温める桂枝湯をベースに朮（蒼朮）は湿度上昇，附（附子）は寒冷刺激による悪化に対応．

[26] **桂枝加竜骨牡蛎湯** [陽虚] [p92，101，122]

虚証（胃腸虚弱，風邪を引きやすい，疲れやすい，冷えやすいなど）の精神安定剤．虚証の体調調整に用いる桂枝湯に鎮静（気分をす「収斂させる」）竜骨，牡蛎を加えた処方．虚証の精神症状は訴えは激しくなく，おとなしく，ナイーブ．

[18] **桂枝加苓朮附湯** [陽虚・水滞（飲）] [p137]

余り知られていないが保険収載あり．桂枝加朮附湯に茯苓が加わった強化版．高湿度で悪化する四肢，体幹の痛みにより適している．茯苓には鎮静作用もあり，心因性の下痢症にも使用．

[10] **桂枝芍薬知母湯** [—] [p108]

桂芍知母湯とも呼ばれる．炎症と寛解を繰り返す関節痛の処方．熱感を伴う炎症には知母が，寒冷刺激への悪化には麻黄，附子が対応．慢性化した複雑な病態に適する．

[82] **桂枝人参湯** [気虚・陽虚] [p66]

人参湯に桂枝を加えた処方．冷たいものの摂取で悪化する腹痛，下痢に人参湯の強化版として用いる．冷え，疲労で悪化する頭痛，動悸など応用範囲が広い．

[25] **桂枝茯苓丸** [瘀血] [p38，41，72，109，143]

牡丹皮，桃仁を含む駆瘀血剤の基本形．瘀血が原因と考えられる腹痛，月経痛，月経不順などに用いられる．筋肉の慢性的な疼痛や皮膚の慢性炎症（湿疹，ざ瘡など）にも応用可．皮膚の色素沈着の軽減にも用いられる．

[125] **桂枝茯苓丸加薏苡仁** [瘀血・痰飲] [p72，96，109，135]

桂枝茯苓丸に薏苡仁を加えた処方．桂枝茯苓丸より個々の生薬量が多い強化版．血流の鬱滞を改善しながら，消炎，排膿する．由来は虫垂炎初期の処方で，大腸憩室炎に応用可．外傷，慢性化した皮膚炎にもよい．

[037] **桂麻各半湯** [—] [p138]

桂枝湯と麻黄湯を合わせた処方．感染症の悪寒，発熱に対して麻黄湯では強すぎ，桂枝湯では弱すぎる場合に使用．体表部の痒み（感冒時，蕁麻疹）にも応用．

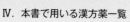

[63] **五積散** [陽虚・血虚・痰飲] [p131，138]

積とは「気・血・痰・寒・食」の鬱滞で各々気滞，瘀血，痰飲，寒邪，食積（未消化物）を指し，体外に分解・再利用・排出する処方．寒邪に対応しているのが特徴．防風通聖散の虚寒証版．慢性疼痛にもよい適応．

[107] **牛車腎気丸** [陽虚・瘀血・水滞（飲）] [p101，108，121，131，142]

八味丸に牛膝（駆瘀血），車前子（利水）を加えた処方．地黄の量は八味地黄丸の方がやや多い．腎陽虚に加え，下肢の浮腫，冷え，しびれ，痛みにより重点を置く場合，八味丸よりも牛車腎気丸が適応．

[31] **呉茱萸湯** [陽虚] [p77，78]

冷えによる胃痛，嘔気，嘔吐，さらに頭痛を伴う場合によい適応．嘔気を伴う片頭痛に応用可．呉茱萸に含まれるアルカロイドは非常に苦い．気分の鎮静効果も有している．

[56] **五淋散** [水滞（飲）・実熱] [p42，131]

猪苓湯をより消炎，利尿作用を強化した泌尿器症状（排尿，排尿痛，排尿困難・遺精）の処方．血尿に対する補血作用もあり，遷延する膀胱炎にも使用可能．

[17] **五苓散** [水滞（飲）] [p6，25，37，42，77，123，134，148]

利水という循環血漿量調整を行う処方．循環血漿量が多ければ利尿し，水分過剰な組織からは水分を血管内へ引き入れる作用がある．高湿度で悪化する頭痛，めまい，倦怠感などの気象病にも用いられる．

[12] **柴胡加竜骨牡蛎湯** [気滞・鬱熱] [p92，101，118，141]

小柴胡湯を元に精神安定作用を強化．ストレスによる過度の興奮，緊張とそれに伴う不眠，動悸に双方をフォロー．虚証に用いる桂枝加竜骨牡蛎湯よりも，喜怒哀楽の表現が激しい傾向．メーカーにより大黄配合の有無の差異．

[11] **柴胡桂枝乾姜湯** [気滞・陰虚] [p83, 118, 143]

柴胡桂枝湯と類似するがより鎮静作用に優れる．感染症の中期以降で，発熱，熱感，悪寒，発汗を繰り返し，「すっきりしない」場合に用いる．また，気虚傾向の神経症の不安，不眠，寝汗，動悸，倦怠感など多彩な症状に適応．

[10] **柴胡桂枝湯** [気滞] [p66, 86, 124, 138]

使用法は2つ．感染症の初〜中期（往来寒熱：悪寒と熱感が時間をおいて交互に出現頭痛，嘔気，腹痛），軽度の鎮静と胃保護作用から神経性胃炎によい適応である．桂枝湯と小柴胡湯を合わせた処方構成．

[80] **柴胡清肝湯** [気滞・血虚・実熱] [p130]

解毒証用の処方でも，主に神経質の性格傾向の方の頭部の慢性炎症（咽頭炎・扁桃炎，中耳炎）の体質改善薬．一律にはいえないが，学童期に用いるとよいとされる．結核の予防に用いられた時期もある．

[96] **柴朴湯** [気滞・痰飲] [p88]

小柴胡湯と半夏厚朴湯を合わせた処方．気滞と痰飲が合わさった症状（のど・胸部の痞え感などの身体化症状，痰が出にくく苦しい）という慢性咳嗽に用いる．「胸がすっきりする」というのが効果のサイン．

[114] **柴苓湯** [気滞・水滞（飲）] [p123, 147, 149]

気滞鬱熱（気滞＋強い興奮症状や身体の熱感，遷延する炎症）に対する小柴胡湯と水滞（浮腫，湿度上昇による倦怠感，頭痛など）に対する五苓散を合わせた処方．「免疫寛容」の仮説の元，不育症に頻用．

[113] **三黄瀉心湯** [実熱] [p100]

黄連解毒湯の類似処方だが，瀉下作用があり，便秘がある場合によい．熱と判断する精神症状（強い興奮・いらいら，焦燥感など）と身体症状（熱感，発赤を伴う炎症），気温上昇により悪化する症状に使用．

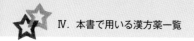

[103] **酸棗仁湯** [血虚] [p51，102]

心身共に疲れているのに考え事をしすぎて落ち着かず，やや興奮気味で寝付けない時の処方．ベンゾジアゼピン系の睡眠薬ほどの力価はないが，緩徐な鎮静効果で良好な睡眠状態を維持．眠前2包が効果的．

[92] **滋陰至宝湯** [気滞・血虚・陰虚] [p88]

加味逍遙散と麦門冬湯を合わせたような生薬構成．普段，加味逍遙散を内服している方の乾性咳嗽の処方で鎮静と止咳の双方に効果．心因性の咳嗽にもよい適応．

[35] **四逆散** [気滞] [p50，66，109，118，123，138]

気滞という病理にアプローチする基本的な生薬構成．気滞には精神的な「もやもや」「鬱々とした気分」「同じ考えがどうどうめぐり」など感情活動の停滞と，胸部や腹部の痞え感，張りなどの身体症状も含む．

[71] **四物湯** [血虚] [p123，137，144]

血虚の基本処方．婦人科疾患に用いる当帰芍薬散，加味逍遙散も四物湯の変化形．血虚では無月経，月経不順，月経血の減少などの卵巣機能低下，手足指先が寒冷刺激に脆弱となる．女性の白髪，脱毛にもよい．

[64] **炙甘草湯** [気虚・陰虚] [p91]

過労，心労による疲労，ストレスを背景とした動悸，息切れに使用．気血津液をそれぞれ補う．動悸の自覚症状や期外収縮の回数の軽減などに応用．休息が必要な状態であること伝える．

[68] **芍薬甘草湯** [局所の血虚] [p66，108，119，123，138]

局所の血流不足（血虚）による筋収縮と痛みに対し，末梢血管拡張（補血）と筋弛緩作用を有する．腓腹筋攣急，腹痛，月経痛，尿路結石に対する鎮痛・排石促進に応用可．消化管運動を停滞させない利点がある．

[48] **十全大補湯** ［気虚・血虚］［p87, 96, 111］
四君子湯と四物湯に温める桂皮と補気の黄耆とを加えた気血を補う基本処方．産後，術後，化学・放射線療法などで気血を消耗し，体重減少し，気力体力とも低下した状態に使用．

[51] **潤腸湯** ［血虚・陰虚］［p74］
血虚では腸管分泌が低下し，大腸が「乾燥」する．潤腸湯は血を補いながら腸管分泌を促進し，麻子仁，桃仁，杏仁といった種子の生薬で直接腸管を潤滑油のように潤す．潤腸作用は麻子仁丸より優れるが，瀉下作用は弱い．

[99] **小建中湯** ［気虚］［p66］
日本漢方では補気剤．胃腸が弱く，少食（脾虚）で，精神的ストレスを感じやすく，消化器症状が出現しやすい場合にもよい．甘味があって胃腸に負担が少なく，小児の長期処方にも向く．

[9] **小柴胡湯** ［気滞・鬱熱］［p45, 56, 83, 143, 148］
柴胡，黄芩を含む気滞鬱熱（気滞＋強い興奮症状や身体の熱感）の基本処方．処方名が柴胡で始まるものは小柴胡湯のバリエーション．「小」と付くが，力価は「大」．感染症の中期の往来寒熱にも応用．口が苦いの訴えにも適応．

[109] **小柴胡湯加桔梗石膏** ［気滞・鬱熱］［p149］
小柴胡湯に桔梗と石膏を合わせた処方．咽頭など上気道に対する消炎と止咳作用がある．亜急性から急性の上気道炎，扁桃炎，感冒時の咽頭痛などに用いる．消炎排膿強化には桔梗石膏を重ねて使用．

[101] **升麻葛根湯** ［鬱熱］［p149］
元は麻疹の皮疹の処方．皮疹を出し切って治癒を早め脳症を予防するとされてきた．皮疹を伴う感染症，広範囲に及ぶ皮膚疾患に広く応用可能．

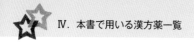

[104] **辛夷清肺湯** [実熱・陰虚] [p135]
慢性鼻炎，副鼻腔炎，前頭部の頭痛の処方．慢性期，寛解期の再燃で，鼻閉，黄色鼻汁を認める場合に適用．葛根湯加川芎辛夷より軽度熱証で炎症がより活動的な場合に使用．

[30] **真武湯** [陽虚・水滞（飲）] [p101，109，122，137，144]
腎陽虚による浮腫の処方．腎虚に用いる地黄は含まず，附子による温める作用が主で補腎作用は弱い．寒冷刺激，低気圧で悪化する動悸，めまい，腰部・下肢の浮腫，疼痛に使用．冬季の夜間，早朝の下痢もよい適応．

[136] **清暑益気湯** [気虚・陰虚・虚熱] [p150]
気虚，脾気虚の方の「夏バテ」，また予防の処方．熱中症というよりは高温多湿で倦怠感，食欲不振，軽度の脱水を認める場合に使用．室内で熱がこもる環境での体調調整にも可．気虚で熱がこもりやすいと感じる方にもよい．

[111] **清心蓮子飲** [気虚・陰虚・虚熱] [p128，131]
心神不安（不眠，多夢，焦燥感）と生殖・泌尿器症状（排尿，排尿痛，排尿困難・遺精）の治療を兼ねた処方．腎虚に蓮子，気虚は人参・黄耆，津液不足（陰虚）に麦門冬の配合．虚証の過度の性欲亢進によい．

[90] **清肺湯** [痰飲] [p43，88]
去痰止咳薬が数多く，痰が多く，喀出しにくい咳嗽に対して，止咳消炎し，気道分泌を増加しながら痰の喀出を容易にする．慢性閉塞性肺疾患，気管支拡張症など基礎疾患を有する方の感冒罹患にもよい適応．

[53] **疎経活血湯** [血虚・瘀血] [p109，124]
血虚，瘀血を有する方の特に下半身（腰部，四肢）の関節の疼痛，しびれによい適応．腫脹を取る作用も有する「総合慢性四肢疼痛薬」．慢性化する前に早めに使用するのがよい．

[33] **大黄牡丹皮湯** <ruby>大黄<rt>だいおう</rt>牡丹<rt>ぼたん</rt>皮<rt>ぴ</rt>湯<rt>とう</rt></ruby> ［瘀血・痰飲・実熱］［p41，73，96］

桂枝茯苓丸加薏苡仁，腸癰湯と同様に虫垂炎の初期治療処方．大黄が入っているため瀉下作用があるのが特徴．駆瘀血作用，瀉下作用とも桃核承気湯より劣るが，慢性化膿性炎症で便秘を伴う場合はよい適応．

[100] **大建中湯** <ruby>大建中湯<rt>だいけんちゅうとう</rt></ruby> ［陽虚］［p7，67，72］

術後腸閉塞予防で知られている．腹部を温め，腸管血流を増やすことで，蠕動運動を正常化する．寒冷刺激により腹部膨満，便秘となる場合にも応用できる．腸管の癒着防止にもよいとの報告がある．

[319] **大柴胡湯去大黄** <ruby>大柴胡湯去大黄<rt>だいさいことうきょだいおう</rt></ruby> ［気滞・鬱熱］［p66，121］

柴胡，黄芩を含む気滞鬱熱（気滞＋強い興奮症状や身体の熱感，遷延する炎症）の処方．比較的力価の高い大柴胡湯から大黄の瀉下作用を除いた処方．いらいら，不眠などの精神症状の鎮静，胸部，季肋部，腹部の消化器，肝胆系の消炎作用を有する．

[8] **大柴胡湯** <ruby>大柴胡湯<rt>だいさいことう</rt></ruby> ［気滞・鬱熱］［p45，56，83，121，143］

小柴胡湯よりも広域（胸・上下腹部）となり，気滞を取る作用が強化されている．下痢になる場合には大柴胡湯去大黄に切り替える．胃，胆石症，胆嚢炎の消炎，いらいら，不眠など精神症状の鎮静に使用．

[97] **大防風湯** <ruby>大防風湯<rt>だいぼうふうとう</rt></ruby> ［気虚・血虚・陰虚］［p107，124］

気血両虚，腎虚による下肢筋肉量の低下を背景とした慢性的な筋，関節の痛み，しびれ，こわばりに使用．十全大補湯の下肢フレイル用処方．補腎薬として杜仲を使用しているのが特徴．

[91] **竹茹温胆湯** <ruby>竹茹温胆湯<rt>ちくじょうんたんとう</rt></ruby> ［水滞（飲）］［p43，87，131］

感染症の回復期に至っても微熱，痰の多い咳嗽が遷延し，精神的にも不調で不安，不眠を訴える場合，呼吸器症状，精神症状に同時にアプローチできる．不摂生による胃もたれ，食欲不振にも感染時に限らず，使用可．

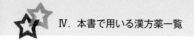

[320] **腸癰湯**（ちょうようとう） ［瘀血・痰飲］［p41，73，95，136］

桂枝茯苓丸加薏苡仁と生薬構成も類似し使用目標も共通．増量としての併用も可能．滲出液，腫脹を伴う慢性化膿性炎症の消炎，排膿作用に適している．癰は化膿性炎症，腸癰は虫垂炎を意味している．

[40] **猪苓湯**（ちょれいとう） ［水滞（飲）］［p42，122，131］

膀胱炎の基本処方．五苓散の桂皮を除き，消炎利尿作用の滑石を加えると使用目標は泌尿器の炎症性疾患に狭まる．排尿困難，排尿痛，残尿感，頻尿などの症状に対して急性，慢性とも使用可能．五淋散は猪苓湯の強化版．

[105] **通導散**（つうどうさん） ［瘀血］［p41，91，136］

鞭打ちへの刑罰後の救命処方．瀉下作用をもつ駆瘀血薬という点で桃核承気湯と似るが蘇木，紅花といった「新規」の活血薬を含む．月経不順，月経痛，更年期症候群，打撲，またコンパートメント症候群などにも応用可．

[61] **桃核承気湯**（とうかくじょうきとう） ［瘀血］［p41，74，91，136］

駆瘀血作用と瀉下作用に優れる．桂枝茯苓丸と使用目標は類似し，月経痛，月経不順，痔核，打撲傷，慢性皮膚疾患に用いることができる．鎮静効果も高く，月経前症候群の精神症状によい適応．

[123] **当帰建中湯**（とうきけんちゅうとう） ［気虚・血虚］［p107，131］

建中湯類であるが，膠飴が含まれず，桂枝加芍薬湯に当帰を加えている場合がある．胃腸虚弱で補血薬がもたれる場合に当帰建中湯にて緩徐に補血．黄耆建中湯と併用するのは日本漢方における十全大補湯に該当．

[38] **当帰四逆加呉茱萸生姜湯**（とうきしぎゃくかごしゅゆしょうきょうとう） ［血虚］［p131］

血虚（末梢循環不全）が背景にあり，四肢末梢が寒冷刺激にさらされることで生じる症状（凍瘡，レイノー症状）に適応．血虚では寒冷刺激が身体内部にまで浸透しやすいとされている．四肢の冷え一般に広く使用可．

[23] **当帰芍薬散** [血虚・水滞（飲）] [p38, 78, 137]

血虚と水滞を兼ね合わせた処方．女性ホルモンのバランスを調整し，浮腫を取る働きがある．伝統的には月経の諸問題（月経不順，過少月経，月経痛など）以外に安胎薬という切迫早産の予防と治療に用いられてきた．

[29] **当帰芍薬散加附子** [陽虚・血虚・水滞（飲）] [p137]

当帰芍薬散に附子を加えた処方．鎮痛効果と温める効果が強化されている．普段は当帰芍薬散を内服している方が冬になって冷え，浮腫，痛みなど悪化している場合に適応．

[102] **当帰湯** [陽虚・気虚・血虚・気滞] [p107]

大建中湯，当帰芍薬散，半夏厚朴湯を合わせたような生薬構成．脾虚で補血薬がもたれる場合にもよい．気血を補い温め，気血を巡らせ，胸腹背部の肋間神経痛，月経痛など疼痛緩和．女性の十全大補湯．

[88] **二朮湯** [痰飲] [p43, 109, 124]

痰飲（粘稠で再利用不可能な病的体液）が頸部，四肢に停滞することで生じる痛み，しびれの処方．水滞と比べ，慢性化した症状が持続．寒冷刺激，高湿度で悪化する傾向．

[67] **女神散** [気滞・血虚] [p135, 143]

女神とは美しさ，気高さを表現する像ではなく，俗世に苦しむ般若の面，鬼の側面への助けとなる処方．疲弊しきって，不安，いらいら，興奮で落ち着かない場合に抗疲労，鎮静の双方からアプローチ．

[32] **人参湯** [陽虚・気虚] [p56, 66, 119]

胃腸虚弱で冷たいものの摂取によって，腹痛や下痢をする場合には人参湯を，腸管運動が停滞し，便秘傾向となる場合には大建中湯を用いる．過敏性腸症候群の下痢型にもよい適応．心窩部の腹壁が硬くなる腹部所見が典型例．

[108] 人参養栄湯 [気虚・血虚] [p87，113]

気血を補う処方で十全大補湯に類似するが，肺，心により作用するのが特徴．肺（止咳，去痰作用）と，心（不眠，眠りが浅い，夢が多いなど）から，呼吸器疾患があり，術後，入院後などプレフレイルの状態などがよい適応．

[122] 排膿散及湯 [気滞] [p95]

炎症部位の気血の流れを改善して排膿する．軽度の炎症で腫脹を認める場合に適応．排膿力を強化するためには薏苡仁，桂枝茯苓丸加薏苡仁，腸癰湯を併用する．

[29] 麦門冬湯 [気虚・陰虚] [p23，88，123，150]

乾性咳嗽の基本処方．気道分泌を促進し止咳する．消炎作用は少なく慢性期によい適応．気虚傾向で声を酷使する方への常備薬．呼吸器系以外の腺分泌も促進するため，口腔内乾燥，萎縮性胃炎にもよい．

[7] 八味地黄丸（八味丸）[陽虚] [p56，101，109，131]

腎陽虚の基本処方．加齢（腎虚）に伴う聴力低下，耳鳴，生殖・泌尿器系の機能低下（男性のインポテンツ，夜間頻尿），腰痛，下肢の筋力低下に加え，下半身，または全身の冷え，下肢の浮腫を認める場合に適応．

[16] 半夏厚朴湯 [気滞・痰飲] [p43，115，122，138]

咽喉頭異常感の第一選択．ただのどに痞えている感じというよりは梅干しの種，肉片が引っかかっている異物感があるのが適応．咽喉頭に限らず，胸部の痞えにもよく，鎮静作用を兼ねる．

[14] 半夏瀉心湯 [気滞] [p43，56，119]

心窩部痞え感，嘔吐，下痢が典型的症状，不摂生による食欲不振，胸やけにもよい．腹診で心下痞硬（心窩部の触診で硬い痞えを認める場合）は感度の高い所見．口唇までを消化管と考えるため，口内炎にも応用可．寒熱は錯雑．

[34] 白虎加人参湯 [実熱・陰虚] [p23, 83]
びゃっこ か にんじんとう

黄連解毒湯と同様，身体の熱感，炎症を取るが，津液を補う作用もあるため，口渇，脱水など津液不足を示唆する所見があるとよい．熱中症，夏場の屋外で働く方の熱中症予防にもよい．気虚による夏バテは清暑益気湯．

[69] 茯苓飲 [気滞・痰飲] [p92]
ぶくりょういん

甘草を含まない脾虚の処方．心・腎不全があっても使いやすい．六君子湯よりも胸腹部の痰飲による消化器症状（胃のつかえ，張り，もたれ，「ぽちゃぽちゃする」など）に適する．

[3023] 附子末（ブシ末）[陽虚] [p109]

減毒した附子単独の粉末．附子の量を全体的に増量したいときに加える．寒冷刺激に冷え，しびれ，疼痛，浮腫が附子の使用目標．真武湯，八味地黄丸，牛車腎気丸などと併用．

[20] 防已黄耆湯 [気虚・水滞（飲）] [p43, 109]
ぼう い おう ぎ とう

水滞（浮腫やすい傾向）と気虚のため汗をかきやすく寒冷刺激に弱い傾向とがあり，四肢の腫脹を伴う関節痛（特に膝関節痛），筋痛を有する場合に用いる．内臓脂肪減少の報告あり．

[41] 補中益気湯 [気虚] [p50, 83, 87, 100, 149]
ほ ちゅうえっ き とう

補気剤だが，六君子湯と異なり，柴胡，升麻による「気を持ち上げる」（意欲を高め，背部，四肢のだるさを取る抗疲労的）作用がある．疲労で発熱する場合，ストレスに立ち向かう場合によい．頑張りすぎる人には不適．

[27] 麻黄湯 [風邪，寒邪] [p147, 149]
ま おうとう

悪寒，発熱を伴う感染症の発症時で，発汗がみられれば桂枝湯，みられなければ麻黄湯を選択．インフルエンザ感染に対する報告があるが，すでに発汗している場合は使用しない．発汗過多，動悸，血圧上昇に注意．

[127] **麻黄附子細辛湯** [陽虚] [p124, 131, 138]

腎陽虚用の感染症処方．腎陽虚の方の感染症では強い悪寒，咽頭痛，腰痛などの疼痛が初発症状で，急激に状態が悪化する場合がある．麻黄湯より麻黄は少ないが，附子，細辛で背部，腰部を温め，悪寒，疼痛を軽減．

[55] **麻杏甘石湯** [実熱] [p147, 149]

麻黄湯の桂枝を石膏に替えた処方．麻黄湯に比べ，消炎作用が強化されており，熱感，口腔粘膜の発赤，腫脹が強い場合の咳嗽によい．気道粘膜を潤す作用はない．

[78] **麻杏薏甘湯** [―] [p124]

麻黄湯の桂皮を薏苡仁に替えた処方．気温低下，湿度上昇により，（典型的には発汗し）悪化する筋肉，関節の腫脹，疼痛，しびれに適応．傷寒論を原典とする処方は生薬を1つ替えただけで，使用目標ががらりと変わる．

[72] **薏苡仁（ヨクイニンエキス）** [痰飲] [p73, 94]

1種類のみの生薬で構成され，他剤と併用したり，薏苡仁の増量に適する．皮膚科では尋常性疣贅に頻用されるが，滲出液を伴い，腫脹を認める皮膚疾患の消炎，排膿によい．高湿度で浮腫む方にもよい．

[54] **抑肝散** [気滞・血虚] [p45, 49, 72, 82, 100, 121, 138, 143]

興奮性の精神症状の鎮静と筋弛緩作用を併せ持つ．前者では不眠，いらいら，月経前症候群，更年期障害など．後者では口腔外科疾患（顎関節症，歯ぎしり，歯の食いしばり），本態性振戦，緊張型頭痛にもよい適応である．

[83] **抑肝散加陳皮半夏** [気滞・血虚・痰飲] [p43, 100, 143]

抑肝散に陳皮と半夏が加わっただけだが，表現型は抑肝散よりも怒りなどの感情を十分に表出できず，怒りを貯め込んでいる場合によい．胃腸が弱い場合の抑肝散の代用．

[43] **六君子湯** <ruby>り<rt></rt></ruby>［気虚］［p7，43，45，77，92］

日本漢方の補気剤としては小建中湯も選択となるが，人参を主とした胃腸虚弱者向けの総合胃腸薬的存在．食欲不振，少食，食後膨満感が典型的症状であり，機能性胃腸症に適応がある．

[76] **竜胆瀉肝湯**［実熱・水滞（飲）］［p128，130］

メーカーにより解毒証用と泌尿生殖器疾患専用の二種がある．前者は神経症を背景とした泌尿生殖器系の慢性炎症（膀胱炎，腟炎，子宮内膜症，前立腺炎，鼠径部・陰部湿疹）の体質改善薬．後者は消炎，利尿作用を強化した急性期処方．

[118] **苓姜朮甘湯**［陽虚・水滞（飲）］［p109，124］

下肢の冷えを乾姜により温める処方．腰以下が「水の中に座っているような冷え」「腰が五十銭をぶら下げたように重い」というのが条文．沢登り，雨天の登山，ダイビングなど，特に水中での寒冷刺激による症状に適応．

[39] **苓桂朮甘湯**［陽虚・水滞（飲）］［p43，116］

鳩尾に水の流れが滞り，それが突発的に動くことによりめまい，立ち眩み，動悸を引き起こす病態．パニック障害が近い病態．鎮静効果も迅速であり，不安障害に定期内服にも適する．

[87] **六味丸**［陰虚］［p101，109，123，141］

八味丸から桂皮，附子を抜いたの腎陰虚処方．八味地黄丸と腎虚という点では共通するが，冷え，浮腫はなく，ほてり，口渇，皮膚などの乾燥が顕著となる．慢性咳嗽には麦門冬湯，ドライアイには釣藤散を併用．

索 引

著者紹介

田中耕一郎 (たなか　こういちろう)

［経　歴］

1968 年	大阪府高槻市生まれ
1993 年	北海道大学教育学部教育社会学講座卒業
1993 年〜1995 年	（株）福武書店（現：ベネッセコーポレーション）勤務
2002 年	富山医科薬科大学（現：富山大学）医学部卒業
2002 年	自治医科大学一般内科勤務
2006 年	東邦大学医療センター大森病院東洋医学科入局
2008 年	中華人民共和国昆明医科大学留学
2011 年	東邦大学医学部大学院研究科博士課程修了
2014 年	東邦大学医学部東洋医学研究室講師
2017 年	東邦大学医学部東洋医学研究室准教授
	現在に至る

［資　格］

日本東洋医学会（漢方専門医・指導医）．日本内科学会（認定医・専門医）．日本病院総合診療医学会（認定病院総合診療医）．日本医師会認定産業医．United States Medical Licensing Examination Step 1（2003 年）合格．

［受賞歴］

1999 年	第 53 回全国学生英語弁論大会（毎日新聞社主催）　優勝
2002 年	富山医科薬科大学医学部　医学部長賞　受賞
2015 年	東亜医学協会学術奨励賞　受賞
2018 年	イスクラ漢方学術奨励賞　受賞

趣味：登山，植物採集，旅行，語学（英語，中国語，アラビア語など）

"腑に落ちる"漢方処方―悩ましいケースで学ぶ 漢方薬の選び方と使い方

2022年 12 月 5 日　発行	著　者　田中耕一郎
	発行者　小立健太
	発行所　株式会社 南 江 堂
	☎113-8410 東京都文京区本郷三丁目 42 番 6 号
	☎（出版）03-3811-7198　（営業）03-3811-7239
	ホームページ https://www.nankodo.co.jp/
	印刷・製本 三報社印刷
	装丁 堀川友里

Making Sense of Kampo(Prescription)：Learning How to Select Herbal Medicine from the Practical Case Studies
©Nankodo Co., Ltd., 2022